Bernd Pelzer

Das Angst-Schema 2

…noch mehr Tipps gegen Angst und Panik

»Der Mann, der den Berg abtrug, fing mit dem ersten Stein an.«

(Chinesisches Sprichwort)

Bernd Pelzer

Das Angst-Schema 2

... noch mehr Tipps gegen Angst und Panik

Bernd Pelzer

Das Angst-Schema 2

... noch mehr Tipps gegen Angst und Panik

Bernd A. Pelzer, Psychologe, M. Sc. in Clinical Psychology

Lektorat: Norbert Axel Richter, Berlin

Herstellung und Verlag: Books on Demand GmbH, Norderstedt

ISBN 9783842330054

Die Deutsche Nationalbibliothek verzeichnet diese Publikation in der Deutschen Nationalbibliografie; detaillierte bibliografische Daten sind im Internet über http://dnb.d-nb.de abrufbar.

Inhalt

Einleitung

Wie aus heiterem Himmel kam dieses Gefühl: Gertrud M. schwankt der Boden unter den Füßen, ihr Herz rast und sie bekommt schweißfeuchte Hände. Die Übelkeit kommt wieder hoch und auch das schreckliche Gefühl, einfach umzufallen. Gertrud M. verlässt rennend und in panischer Angst die Münchener S-Bahn-Station …

Das war 2008. Damals hatte sie zum ersten Mal etwas, von dem sie heute weiß, dass es »Panikattacke« heißt.
Frau M. begab sich damals noch am selben Tag in die Notaufnahme des Klinikums rechts der Isar. Dort wurde sie ganz gewissenhaft untersucht. Alles in Ordnung, sagte ihr die Bereitschaftsärztin. Kein Herzinfarkt, kein Schlaganfall und auch sonst nichts …
Was danach kam, liest sich wie in den Schilderungen vieler anderer Betroffener. Unverständnis beim Hausarzt wegen der immer häufigeren diffusen Beschwerden, die weder messbar noch nachweisbar waren. Ständige Konsultationen in Notfallambulanzen, glücklicherweise ohne Befund. Dann kamen die depressiven Verstimmungen bei Gertrud M. hinzu. Vom Ehemann und den Kindern als hysterisch bezeichnet, verlor sie bald jegliche Lebenslust.

Heute weiß Gertrud M., dass sie an einer Agoraphobie leidet. Der Angst »vor weiten Plätzen«. Eigentlich bezeichnet die Agoraphobie die am weitesten verbreitete Angststörung überhaupt. Sobald der Betroffene sein als sicher betrachtetes Zuhause verlässt und sich unter Menschen begibt oder an Orte wie z. B. offene Plätze, Fußgängerzonen, Supermärkte o. ä., kommt es zu vielfältigen Symptomen wie Schwindel, Zittern, Herzrasen, Benommenheit, Angst vor dem Ersticken …
Das nennt man dann Panikattacke.

Schon ein einziges dieser Symptome kann dafür sorgen, dass Todesangst entsteht. Die Wahrnehmung eines einzigen Symptoms kann eine kaskadenartige Auslösung vielfältiger körperlicher Reaktionen bewirken. Die Nebennieren setzen große Mengen an Adrenalin frei, einem Stresshormon. Der Herzschlag wird daraufhin noch schneller. Die Leber setzt Zucker frei, der Blutdruck steigt. Gehirn und Körper werden in höchste Alarmbereitschaft versetzt. Der Betroffene einer Panikattacke erlebt in diesen Momenten Todesängste, ähnlich denen bei einem Herzinfarkt. Der Betroffene ist in jenen Momenten fest davon überzeugt, in Lebensgefahr zu schweben.

Gertrud M. brauchte Jahre, bis sie herausfand, dass sie an einer Angststörung leidet. So geht es vielen Betroffenen. Auch Gertrud M. wurde von einem Arzt zum anderen geschickt, ohne dass sich etwas geändert hätte.

Glauben Sie nicht alles!

Die Behandlungen, die auch Ihnen als Angstbetroffenem bisher möglicherweise sinnloserweise zuteilwurden, zeigen, wie wenig effizient die Psychomedizin in den Ländern der Ersten Welt, insbesondere in Europa, ist.

Weitgehend von Paradigmen geprägt, die von Zuständen und Annahmen ausgehen, die schlichtweg falsch sind und in keinem kausalen Zusammenhang stehen, kann die heute übliche Behandlung oft keine positive Veränderung einer Angststörung bewirken. Die meisten Behandler, Ärzte wie Psychotherapeuten, stehen Angststörungen weitgehend hilflos gegenüber. In den letzten zehn Jahren habe ich in meiner Praxis Angstpatienten gesehen, die 20–30 Jahre an Angststörungen litten und in diesen 20–30 Jahren trotz unzähliger Therapien, Kuraufenthalte und Medikamenteneinnahmen keinerlei Besserung erfahren haben. In nahezu allen Fällen ließen sich diese Angstpatienten in meiner Praxis in 3–6 Sitzungen mit einer multimodalen und körperorientierten Therapie posi-

tiv beeinflussen. Der Großteil der Betroffenen wurde vollständig geheilt von Panikattacken.
Lassen Sie sich nicht für dumm verkaufen, wenn Ihr Behandler Ihnen den sinnlosen Rat gibt, Sie sollten tief durchatmen und es würde schon wieder. Erwarten Sie einfach von Ihrem Behandler, dass er Ihnen auch hilft, und fordern Sie eine adäquate Behandlung ein. Banale Ratschläge helfen Ihnen nicht weiter. Setzen Sie einfach einmal eine Angststörung in Vergleich zu einem Beinbruch. Der Rat an den Patienten mit dem gebrochenen Bein müsste dann vergleichsweise lauten, er solle mehr üben zu laufen …
Stellen Sie das System infrage, in welchem Sie leben. Es geht in unserer Medizin nicht immer darum zu heilen. Es geht auch um Bestandsdenken, Lobbyarbeit, Standesdünkel und völlig überzogene narzisstische Selbstüberschätzung mancher Ärzte. Nehmen Sie ein banales medizinisches Problem mit großem Leidensdruck in der Bevölkerung: Hämorrhoiden. Man hat unzählige Operationsmethoden erfunden, wie man die analen Krampfadern operieren kann. Kein Arzt käme aber darauf, seinen Patienten aufzutragen, sich nach dem Stuhlgang ausgiebig mit fließendem Wasser zu waschen. Arabische Menschen wissen das. Deshalb finden Sie auf arabischen Toiletten einen Wasserschlauch … Hämorrhoiden sind dort weitgehend unbekannt. Ein Bidet auf einer deutschen Einfamilienhaus-Toilette führt doch immer noch zu erstaunten oder belustigten Fragen der Gäste …
Wir sind weit entfernt von einer ehrlichen Medizin. Das ist der Grund, warum es uns immer schlechter geht. Unsere Medizin benötigt bis zu 60 Prozent der Krankenkassenbeiträge für die Selbstverwaltung. Um Angestellte zu bezahlen, welche Kuren ablehnen oder Pflegegelder verweigern. Sinnvoller für die Volksgesundheit wäre der Verzicht auf eben jene mindestens 80 Prozent Krankenkassenangestellten. Kein Land Europas hat in jeder Kleinstadt eine Filiale einer Ortskrankenkasse. Also nehmen Sie gleichfalls zur Kenntnis, die Krankenkassen haben kein Interesse daran, dass es Ihnen besser geht. Krankenkassen haben nur Interesse daran, Ihr Geld für innere Zwecke zu benutzen.

Sie sind nicht verrückt, weil Sie eine Angststörung haben. Und nur weil ein Assistenzarzt in der Notaufnahme und auch dessen genervter Oberarzt nicht wissen, was eine Angststörung ist, müssen Sie sich nicht schlecht fühlen. Was sind 2000 Jahre Medizingeschichte der hippokratischen Medizin? Therapien wie die Hypnose sind 1000 Jahre älter und – sie wirken. Nur weil die Gesellschaft – insbesondere die deutsche – alles als Budenzauber abtut, was sie nicht kennt oder versteht, sagt das nichts über die Qualität und Wirksamkeit einer Behandlung aus. Jeder ist halt »Meister« seines Fachs: Handwerksmeister, Hausmeister, Jägermeister … Werden Sie kritischer gegenüber all diesen Meistern.
Wenn man den kausalen Zusammenhang von Angststörungen verstanden hat, sind diese in kürzester Zeit auflösbar.
Gerne können Sie sich in einem 3-stündigen Therapiesetting in meiner Praxis davon überzeugen, wie einfach Panikattacken verschwinden. Eine Info darüber finden Sie auf der letzten Seite dieses Buches.
Wie kritisch ich bin, möchte ich Ihnen gerne offen und frei sagen. Wenn ich eine Angststörung hätte und nicht zu mir selbst in Behandlung gehen könnte, so würden mir europaweit nur ein, zwei Ärzte einfallen, von denen ich wüsste, dass sie eine Angststörung heilen können. Mit Angst verdient man nicht viel Geld. Keine wiederholten Ultraschall- oder sonstigen Untersuchungen, die Geld bringen. Keine teuren Medikamente, welche die Pharmariesen froh machen würden.
Werden Sie einfach kritischer gegenüber Ihren eigenen Ärzten oder Therapeuten. Wenn diese gut wären, dann wäre Ihre Angststörung bereits Vergangenheit.
So harsch diese Kritik auch klingen mag, so ist sie doch die Summe von 15 Jahren niederschmetternden Erfahrungen, die meine Patienten mir schilderten.

Erste Hilfe für Sie!

Damit Sie beruhigt das weitere Buch lesen können und sich bereits zum ersten Mal beim Lesen für heute entspannen können, ein paar Leitsätze aus meiner langjährigen Erfahrung mit Angstbetroffenen:

Sie werden bei einer Panikattacke nicht umfallen!

Angstbetroffene fürchten oft, ohnmächtig zu werden.
Eine Ohnmacht entsteht aber gemeinhin durch einen Blutdruckabfall. Bei einer Panikattacke haben Sie aber überwiegend einen Blutdruckanstieg und einen Anstieg der Pulsfrequenz. So können Sie nicht wirklich ohnmächtig werden. Auch wird durch die Erregung des »Sympathikus«, eines großen Hirnnervs, die Muskulatur des Körpers maximal angespannt. In diesem Zustand können Sie kämpfen oder flüchten, aber nicht umfallen. Auch der als wirklich schlimm empfundene Schwindel bei einer Panikattacke ist völlig harmlos. Es ist weder ein sogenannter zentraler, also im Gehirn ausgelöster Schwindel, noch ist es ein im Gleichgewichtsorgan ausgelöster Schwindel. Panikschwindel ist ein psychogener Schwindel. Oft wird er verursacht durch die starke Anspannung verschiedener Muskeln in der Halswirbelsäule, in denen Nervenrezeptoren sitzen, die für die Raumorientierung zuständig sind. Der Schwindel ist eher eine Starre, ein Schwanken, als ob der Boden sich bewege. Völlig harmlos. Umfallen unmöglich!

Sie werden bei einer Panikattacke keinen Herzinfarkt bekommen!

Von normal 60–80 Schlägen pro Minute wird bei einer Panikattacke die Pulsfrequenz auf 100–120 Schläge pro Minute ansteigen. Das ist völlig harmlos. Ihr Herz hält wesentlich mehr aus. Auch die sogenannten Extrasystolen, kleine, als »Aussetzer« empfundene Zusatzschläge des Herzens bei Panikattacken, sind gesundheitlich ohne jede Bedeutung. Sie entstehen durch zu viel Adrenalin, ein Stresshormon im Blut.

Sie werden bei einer Panikattacke nicht ersticken!

Das Gefühl, keine Luft zu bekommen, trügt Sie während einer Panikattacke. Da Sie vor Aufregung zu viel geatmet haben, haben Sie einen Sauerstoffüberschuss und es fehlt Ihnen Stickstoff! Sobald Sie einen Moment in eine Tüte atmen oder mindestens dreimal so lange ausatmen wie Sie einatmen, wird der Lufthunger vergehen.
Auch das Gefühl, der Hals sei wie zugeschnürt, ist auf die vegetative Anspannung zurückzuführen und ohne jede gesundheitliche Bedeutung.

Sie können bei Angst auch nicht verrückt werden!

Das Gefühl, wie in Watte eingepackt zu sein (abgespalten, dissoziiert), entsteht durch die immense Reizüberflutung in Ihrem Gehirn. Während einer Panikattacke entsteht ein neuronales Feuerwerk an Informationsübermittlung in Ihrem Kopf. Das Gehirn blendet dann alles andere aus. Die Sinnesreize oder das Gefühl der Haut oder die Sensitivität werden heruntergesetzt. Sie spüren plötzlich Ihre Arme nicht mehr oder es kribbelt … Das ist ganz harmlos. Durch diese Anspannung entstehen auch die sogenannten Depersonalisationsgefühle, also die Empfindung, sich selbst fremd zu sein. All diese Entfremdungsgefühle vergehen sofort wieder, sobald die Panik nachlässt. Sie werden auch nicht schizophren oder die Kontrolle über sich verlieren.

All diese geschilderten und noch weitere Phänomene der Angst werde ich im weiteren Verlaufe dieses Buches noch einmal genauer ansprechen.

So, jetzt können Sie erst einmal entspannen, denn es kann Ihnen gar nichts geschehen. Nicht das Geringste!

Aber Sie müssen etwas gegen Ihre Angst tun. Sie müssen aktiv werden. Das stelle ich Ihnen hier nicht zur Wahl, das ist einfach Grundvoraussetzung, wenn Sie wieder ganz gesund sein wollen. Sie müssen aktiver sein als jemals zuvor. Vergessen Sie die Patientenhaltung, abzuwarten, bis der Arzt etwas unternimmt, das helfen könnte. Sie müssen ab sofort – zumindest was Ihre Angst betrifft – Ihr eigener Arzt sein. Verschiedene Dinge sind zu tun, Sport ist zu machen, die Einstellung zu ändern. Neben den oben aufgeführten positiven Merksätzen, die Ihnen zeigen möchten, dass Ihnen durch Panikattacken nichts geschehen kann, gibt es noch zwei weitere wichtige Merksätze:

Sie werden nie ein Medikament finden, das Ihre Angststörung zum Verschwinden bringt!
Die Zahl der sinnlos an Angstpatienten verabreichten Medikamente, von Beruhigungsmitteln über Antidepressiva und Neuroleptika bis hin zu Schlafmitteln, hat bis heute keinem einzigen der unzähligen Angstpatienten geholfen, die ich in meinem Berufsleben jemals gesehen habe.

Sie werden allein mit einer klassischen Verhaltenstherapie Ihre Angststörung selten los!
Auch hier zeigen Erfahrungen der letzten 15 Jahre, dass es kaum Betroffene gab, die in einer ausschließlich verhaltensorientierten Therapie ihre Angststörung losgeworden wären – selbst wenn diese Therapie zwei bis drei Jahre dauerte. So provokant die These klingen mag, schauen Sie selbst ins Internet, ob Sie irgendeinen Blog finden, in welchem ein Betroffener sagt, er wäre in der Verhaltenstherapie geheilt worden. Sie selbst müssen von sich aus sehr viel aktiver werden und mehr dafür tun, endlich angstfrei leben zu können.
Sie werden in diesem Buch erfahren, dass eine multimodale oder systemintegrierte Therapie beste Erfolgsaussichten bei der Behandlung von Angststörungen hat. Das soll natürlich nicht bedeuten, dass eine reine Verhaltenstherapie schlecht sei, aber die VT

bearbeitet keines der erlittenen und für die Angst ursächlichen Traumen. Verdrängte Bewusstseinsinhalte, die ständig dafür sorgen, dass die immense Anspannung impulshaft ausagiert wird, lassen sich nicht von der Bewusstseinsebene beeinflussen. Das geht nur mit Verfahren wie z. B. Hypnose oder EMDR.

Betroffene

Angstbetroffene wissen oft lange nicht, was mit ihnen los ist. Die gefährlich anmutenden körperlichen Symptome täuschen oft auch die konsultierten Ärzte. Durchschnittlich dauert es fünf bis sieben Jahre, bis eine Angststörung diagnostiziert und angemessen behandelt wird. Am häufigsten betroffen sind Menschen zwischen 20 und 30 Jahren.
Wieso kommt es, dass Angsterkrankungen scheinbar immer häufiger werden?
Mein erstes Buch – »Das Angst-Schema« – erschien im Jahr 2003. Zur damaligen Zeit kümmerte sich kaum ein Mensch um Angststörungen. Die Weltgesundheitsorganisation hatte die Angststörungen in ihren Katalog der Krankheiten zwar schon lange aufgenommen (ICD), aber niemand nahm das so recht ernst. Ärzte schüttelten oft ungläubig den Kopf, wenn ein Betroffener seine Symptome schilderte. Zu der Problematik, etwas zu haben, was man nicht heilen konnte, kam für viele Betroffene die Schmach, für »verrückt« gehalten zu werden. Viele Betroffene wurden durch ihre häufigen Arztbesuche als Hypochonder abgestempelt.

Damals beschäftigte ich mich ganz intensiv mit der Frage, wie viele Menschen denn von Angststörungen betroffen seien. Ich stieß auf eine Studie der Technischen Universität Dresden, die vorsichtig von 5 % aller Hausarztpatienten sprach.

Das bedeutete seinerzeit: 5 % der in den Karteien der Hausärzte verzeichneten Patienten waren aufgrund ihrer speziellen Symptomatik verdächtig, an einer Angststörung zu leiden. Andere Schätzungen gingen damals von Prozentsätzen im Bereich von 9–10 % der Gesamtbevölkerung aus.

Inzwischen sind neun Jahre vergangen. Neun Jahre, in denen die Medizin sich bemüht hat, Angststörungen besser zu verstehen. Nicht ganz unschuldig daran war mein 2003 erschienenes Buch »Das Angst-Schema«. Es sensibilisierte Betroffene und Behandler, Angststörungen für möglich zu halten, zu erkennen und adäquat zu behandeln. Heute sprechen wir, immer noch vorsichtig, von etwa 15 % der Gesamtbevölkerung, die an einer Angststörung leiden.

Das Magazin Focus schrieb im Januar 2012:

»Das Herz rast, die Hände zittern, der Mund ist trocken. Angst ist ein unangenehmes Gefühl, aber es warnt uns vor Gefahren. Wenn die Angst nicht mehr verschwindet, sondern zum ständigen Begleiter wird, ist sie krankhaft. Angsterkrankungen gehören zu den häufigsten psychischen Störungen, etwa neun Prozent der Deutschen leiden darunter. Tendenz steigend.«
(Quelle: Focus Online v. 31.1.12)

Gar jeder Fünfte müsse sich im Laufe seines Lebens wegen einer Angsterkrankung behandeln lassen, schätzt Angelika Erhardt, Leiterin der Angst-Ambulanz im Max-Planck-Institut für Psychiatrie in München.

Auch wenn die Zahl der Angst-Patienten seit Jahren wachse, weise das laut Frau Erhardt darauf hin, dass die Betroffenen sich heute eher jemandem anvertrauen würden.

Wenn wir also inzwischen von geschätzten 15–20 Prozent aller Menschen in den Industrieländern sprechen, die einmal in ihrem Leben an einer Angststörung erkranken, dann weist dies auf mehrere Ursachen hin:

Die Welt, in der wir leben, unsere moderne Umgebung, ist für die Art und Weise, wie unser vegetatives Nervensystem reagiert, denkbar unwirtlich und ungeeignet. Menschenfeindliche Arbeitsplätze, Single-Haushalte oder Kleinfamilien und auch Stressoren wie der Strassenverkehr tragen zu einer »nervenfeindlichen« Lebensweise bei.
Ärzte und viele Psychotherapeuten stehen Angststörungen auch heute noch weitgehend hilflos gegenüber. Es hat sich seitdem nichts in der ärztlichen Therapie der Angststörungen verändert.

Der Ansatz, mit dem Behandler an Angststörungen herangehen, ist weitgehend fehlerhaft. Die Kausalität der Angststörungen hat bislang kaum jemand verstanden.
Nach wie vor halten Angststörungen über Jahre und Jahrzehnte an, obwohl sie in einigen Stunden komplett heilbar wären.

Mehr zu all diesen kühnen Behauptungen werden Sie noch in diesem Buch lesen. Ich bin sicher, dass es Ihnen genauso gut weiterhelfen wird, wie »Das Angst-Schema«, welches im Dezember 2010 in einer Neuauflage erschien. Ich empfehle Ihnen zum Verständnis dieses Buches, zunächst oder zusätzlich »Das Angst-Schema« zu lesen. Dort erfahren Sie alles über die der Angst zugrunde liegenden organischen Strukturen, über die mit ihr verbundenen körperlichen und psychischen Vorgänge und viele »Erste-Hilfe-Tipps«. Das überaus hilfreiche Buch »Das Angst-Schema« konnte ich aufgrund eines Konkurrenzausschlusses mit einem Verlag, dem ich die Rechte daran übertragen hatte, jahrelang nicht mehr erscheinen lassen. Es ist nun aber seit Dezember 2010 wieder in einer Neuauflage zu haben. Hunderte Menschen wandten sich in den letzten Jahren mit der Bitte an mich, dieses Standardwerk zur Befreiung von Angst- und Panikattacken neu aufzulegen.

Viele andere Autoren, selbsternannte Therapeuten und Ratgeber haben versucht, mich zu kopieren. Ich kenne all diese Angstbücher, keines davon hätte mir persönlich weitergeholfen. Zu kompliziert, irgendwo abgeschrieben, zusammengeschustert … Lesen Sie einmal 20 Seiten aus »Das Angst-Schema«, ganz unverbindlich und kostenlos, zum Beispiel bei Amazon über die Funktion »Search-Inside«. Sie werden sehen, dass Sie sich in den Fallschilderungen schnell wiedererkennen und noch viel schneller Auswege aus Ihren Ängsten sehen werden, gewissermaßen den Silberstreif am Horizont.

Inzwischen ist es anscheinend »in«, Angstpatienten als zahlungskräftige Zielgruppe zu entdecken. Viele selbsternannte Prediger, »Fachleute« und »Spezialisten« unterhalten obskure Websites, auf welchen Sie selbstverfasste Manuskripte für teils 120,- € erwerben sollen. Diese Manuskripte versprechen Ihnen wundersame Heilung durch allerlei Dinge. Die X-Methode, die Y-Methode … Was auch immer, die meisten dieser Manuskripte sind aus Büchern mehrerer etablierter Autoren abgekupfert, zusammengeschrieben. Es geht dort einfach nur ums reine Geldverdienen.
Viele seriöse Autoren, Fachleute, zu denen ich mich nach vielen Jahren Studiums und noch mehr Jahren Arbeit mit Patienten zähle, verkaufen natürlich auch ihre Bücher. Dies aber mit Gewinnspannen im einstelligen Euro-Bereich oder weniger! Nehmen Sie sich in Acht vor all den vielen im Internet auftretenden Helfern, die unverhältnismäßig viel Geld von Ihnen möchten. Selbstverständlich gibt es Bücher über Angst, die 100 Euro und mehr kosten. Das sind dann meist wissenschaftliche Standardwerke mit mehreren Hundert Seiten, die Ihnen wahrscheinlich viel zu ausführlich und theoretisch wären …

Dieses Buch, welches Sie gerade in Händen halten, ist spezieller, noch viel spezieller als »Das Angst-Schema«. Es ist gewissermaßen die Fortsetzung vom »Angst-Schema«. Sie werden hier unzählige sehr wertvolle Tipps in einer leicht verständlichen und nicht psychologisierenden Art und Weise erhalten. Sie werden wahrscheinlich bereits nach den ersten 20 Seiten staunen, warum Sie eine Angststörung haben. Vielleicht werden Sie mir glauben, dass Sie relativ sicher diese Angststörung am Ende des Buches gelöst haben werden. Vielleicht werden Sie spätestens dann beschlossen haben, einen fähigen Therapeuten aufzusuchen, der Ihnen wirklich helfen kann. Unter Helfen verstehe ich keinesfalls eine tiefenpsychologische Gesprächstherapie und auch keine reine klassische Verhaltenstherapie. Eine gegen Angst wirksame Therapie muss multimodal sein und mit jeder Menge Interventionen einhergehen, sonst werden Sie jahrelang so gut wie nichts erreichen. Auch wird eine Therapie Sie aktivieren müssen und nicht in die Passivität drängen dürfen. Nur mit aktiver Arbeit, für die Sie selbst die Verantwortung übernehmen müssen, werden Sie für immer frei von krankhaften Ängsten werden.

Ich beschäftige mich als Psychologe seit vielen Jahren mit Angstpatienten. In meiner Praxis, im Grenzgebiet zwischen Deutschland und Luxemburg, behandle ich viele Menschen mit seit mehreren Jahren oder gar Jahrzehnten andauernden Angststörungen. Viele dieser Betroffenen sind mit der entsprechenden integrativen und interventionellen Therapie in drei Sitzungen wieder »lebensfähig«. Oftmals sind sie sogar absolut frei von Panikattacken oder angstabhängigem Schwindel und Atemnot.

Meine Therapie ist eine hochwirksame multimodale Kurzzeitpsychotherapie.

Geprägt wurde dieser Ausdruck von dem berühmten Psychologieprofessor Arnold Lazarus aus Boston. Im Rahmen einer Master-Arbeit habe ich ein integratives und multimodales Therapiekonzept bei etwa 50 Patienten angewandt, die überwiegend an Angststörungen und posttraumatischen Belastungsstörungen litten. Das Ergebnis dieser kleinen Studie war verblüffend. Mehr als 40 Patienten der Studie wurden in einer Behandlungsdauer von durchschnittlich 6 Sitzungen weitgehend geheilt. Dieses Therapieverfahren habe ich über mehr als 10 Jahre zu einem hochwirksamen Konzept weiterentwickelt.

In meiner Praxis behandle ich heute Patienten, die mich überwiegend wegen Angststörungen und Persönlichkeitsstörungen wie z. B. Borderline aufsuchen. Allgemeine Lebenskrisen bei Erwachsenen, Kindern und Jugendlichen finden sich ebenso häufig bei meinen Klienten. Darunter sind nicht selten auch Künstler, Fernsehstars, Bundesliga-Fußballer und bekannte Musiker aus aller Herren Länder.
Das soll Ihnen einfach einmal zeigen, dass Sie keineswegs alleine dastehen mit Ihren Ängsten. Viele Personen des öffentlichen Lebens leiden wie Sie unnötigerweise an einer Angststörung.

Eine Angststörung hat eigentlich gar nichts mit bewusster Angst zu tun. Denn auch reichlich unängstliche Menschen bekommen eine Angst- und Panikstörung. Angststörungen sind eher als vegetative Fehlregulationen anzusehen.

Was ist anders an der Angsttherapie in meiner Praxis?
Ich kombiniere in einer einzigen, etwa 6 bis 12 Sitzungen umfassenden Therapie verschiedene einzelne Verfahren, auch wenn ich den Grundansatz der kognitiven Verhaltenstherapie dabei nicht aus den Augen verliere. Es handelt sich um Verfahren wie z. B.:

- Kognitive Verhaltenstherapie
- Klientenzentrierte Gesprächstherapie nach Rogers
- EMDR nach Francine Shapiro
- Klassische Hypnose
- Permissive Hypnose nach Erickson
- Suggestionen und aufbauende Gespräche
- Elemente aus der rational-emotiven Therapie, aus systemischen und tiefenpsychologischen Therapierichtungen

Im Gegensatz zur vorherrschenden Lehrmeinung bin ich der Meinung, dass neben einer Spezialisierung auf eine therapeutische Richtung auch andere Verfahren beherrscht werden sollten. Profunde Grundkenntnisse anderer Therapierichtungen sind durchaus ausreichend, um Instrumentarien aus diesen Therapierichtungen in die eigene Arbeit zu integrieren.

Statistischen Untersuchungen in Deutschland zufolge liegt die mittlere Therapiedauer bei der Gesprächspsychotherapie bei 86 Stunden und die mittlere Therapiedauer bei tiefenpsychologischen Behandlungen bei 176 Stunden (Eckert, Frohburg, Kriz 2004).

Ein wunderschönes Beispiel einer grenzenlosen Ausnutzung der gesetzlichen Sozialversicherung und eines Patienten habe ich in Luxemburg dokumentiert. Ein 39-jähriger Angestellter meldete sich bei mir, um eine Therapie durchzuführen. Er habe keine berufliche Perspektive und wisse im Leben nicht mehr so recht, wo er überhaupt hinwolle. Er berichtet, er habe gerade eine 13-jährige Psychoanalyse mit zwei Behandlungsterminen pro Woche hinter sich! Eine Psychoanalyse über 13 Jahre ist nicht nur mit Kosten von 150.000,- € für die Krankenkasse verbunden, sie ist einfach gescheitert. Ein Psychiater, der so arbeitet, kann nicht das Wohl eines Patienten im Sinn haben, sondern nur sein eigenes.

Demzufolge kann eine Therapie, die bei einer Behandlungsdauer von nur 6 bis 12 Stunden zur stabilen Heilung einer Angststörung führt, als außerordentlich effektiv gelten. Verglichen mit den teils völlig erfolglosen Vorbehandlungen bei Psychiatern führt das pragmatische und wechselnde therapeutische multimodale Verfahren in meiner Praxis zu guten bis sehr guten Erfolgen.

Leider sind nicht viele Therapeuten an einem kurativen Vorgehen, also an der Heilung ihrer Patienten interessiert. Die meisten »bleiben bei ihren Leisten« und machen das, was sie gelernt haben. Der Tiefenpsychologe stochert in Ihrer Kindheit und macht diese für Ihre spätere Angsterkrankung verantwortlich; der Verhaltenstherapeut will Ihr Verhalten gegenüber den aufkommenden Panikattacken modifizieren; der Psychiater oder der psychiatrisch tätige Hausarzt verschreibt Ihnen Antidepressiva oder Neuroleptika. Damit wird's dann günstigstenfalls schlimmer mit der Angst. Schlimmstenfalls erleiden Sie aufgrund der umfangreichen Nebenwirkungen dieser Medikamente schwerwiegende Langzeitfolgen.

Ich habe mich entschlossen, in diesem Buch mit all den Halbwahrheiten über Angst und Panik aufzuräumen und all die praktischen Erkenntnisse aus mehr als 10 Jahren ununterbrochener Arbeit mit Angstpatienten weiterzugeben. Ich möchte Ihnen die besonders einleuchtenden und wahrscheinlichen Ursachen Ihrer Angststörung aufzeigen und neueste Forschungserkenntnisse und Erkenntnisse aus meiner Praxis zu einem neuen Gesamtmodell für Angst zusammenführen.

Angst oder Krankheit?

Wie schlimm ist denn nun eine Angst- und Panikstörung? Habe ich es im klassischen Sinne mit einer Krankheit zu tun? Wie schlimm ist denn diese Krankheit, wenn es denn eine Krankheit ist?
Hierbei handelt es sich um rhetorische Fragen. Jede uns einschränkende gesundheitliche Abnormität, unter der wir leiden, ist an sich eine Krankheit. Die Liste würde aber ellenlang und würde bei Fußpilz anfangen.
Meine ehrliche Meinung zu Angst- und Panikstörungen ist, dass es sich um eine Reihe von Symptomen, vielleicht ein Syndrom, handelt. Eine Krankheit ist sicher etwas viel Bedeutsameres. Aufgrund der Tatsache, dass sich Angststörungen relativ gut in den

Griff bekommen lassen, tendiere ich zu der Ansicht, dass es sich lediglich um verzerrte Denkmuster handelt, die zu allerlei überschießenden Symptomen führen. Es handelt sich also um eine funktionelle Störung. All Ihre »Hardware« ist bestens in Ordnung und es liegt nur ein Anwendungsfehler bei der »Software« vor.

Was die Langzeitfolgen betrifft, so kann Angst im Laufe der Zeit krank machen. Tatsächlich führen die als Panikattacken empfundenen Symptome nach Jahren nicht selten zu Krankheiten wie z. B. Depressionen.

Zunächst einmal lassen Sie sich von mir sagen, dass man jede Angststörung wieder loswerden kann. In Ihrem eigenen Empfinden ist das, was Sie gerade haben, aber sicherlich sehr schwerwiegend. Ich möchte Ihr Problem deshalb hier nicht verharmlosen, auch wenn ich selbst es als harmlos einschätzen würde. Ich bezeichne deshalb im weiteren Verlauf des Buches die Angststörung formell als Krankheit.

Da Angstbetroffene immer und immer wieder im Zweifel sind, ob sie nicht doch an einer schwerwiegenden Krankheit leiden, lassen sie sich auch immer wieder ergebnislos untersuchen.

Wenn Sie sich also oft genug ohne einen nennenswerten Befund haben untersuchen lassen, sollten Sie irgendwann einen Punkt setzen, an welchem Sie die Untersuchungen stoppen. Etwas Ernstes, das Ihnen so imponierende Symptome bereiten würde, wie die Panikattacken es können, würde sicherlich bleiben und nicht ständig kommen und gehen.

Ein schöner Beweis dafür, dass Sie keine ernste Krankheit haben, ist doch allein schon die Tatsache, dass die im Supermarkt gerade noch als schwerwiegend empfundenen Symptome – zuhause angekommen – wieder verschwinden. Was ernst ist, das bleibt! Nennen Sie mir eine Krankheit, die allein dadurch verschwindet, dass man aus dem Supermarkt flüchtet!

Um zu verstehen, was eine Angststörung ist, muss man erst einmal den Weg verstehen, wie sie entsteht. Dann werden Sie sehen, dass Panikattacken hausgemacht sind und auf einem ähnlichen Weg wieder abgestellt werden können.

Trauma als Auslöser

Es gibt meines Erachtens eine eklatant wichtige Ursache für das Entstehen einer akuten und neu aufgetretenen Angststörung – ein Trauma.

So wie es für das Auftreten nahezu jeder Krankheit, die uns befällt, eine Ursache gibt, so gibt es auch für das Auftreten der übersteigerten Angst einen Auslöser.
Wir kennen in der Medizin kausale Erklärungen für viele Krankheiten. Nur bei psychischen Erkrankungen tut sich die Medizin mit dem Modell von Ursache und Wirkung schwer. Mit Ausnahme der sogenannten posttraumatischen Belastungsstörung, bei der wir immer ein Trauma als Ursache annehmen, wird die Suche nach einzelnen und langfristigen Ursachen bei Angststörungen oft völlig vernachlässigt. Sowohl Ärzte als auch Therapeuten sind gleichsam überfordert.

Ich könnte jetzt einige Hundert anonymisierte Patientenschicksale abdrucken und Sie würden sich als Betroffener nahezu immer wiederfinden. Ich versuche Sie aber mit einigen wenigen stichhaltigen Argumenten und Beispielen davon zu überzeugen, dass Sie bei sich selbst eine bestimmte Ursache finden können. Gehen wir von einem Trauma, also einem negativen psychischen Erlebnis, als Ursache für die verschiedenen Angststörungen aus, dann müsste man die Angst im Index der Weltgesundheitsorganisation den psychosomatischen Krankheiten zuschreiben (was man sicherlich nicht tun wird).

Was bedeutet Trauma? Trauma heißt ganz vereinfacht gesagt »Verletzung«. Nehmen wir an, Sie gehen zum Arzt und beklagen Schmerzen im Fuß. Er wird sich als Erstes nach einer Ursache erkundigen und Sie befragen, ob Sie Fußball gespielt haben, gewandert sind oder sonst eine außergewöhnliche Belastung am

Bewegungsapparat hatten. Eine »Überlastung« würde dem Arzt als Kausalität natürlich ausreichen. Haben Sie nun von Natur aus ein eher schwaches oder anfälliges Fußskelett und dazu noch die entsprechende Überlastung, dann haben Sie medizinisch eine Prädisposition und ein Trauma. Das reicht für die Krankheit.
Bei der Psyche ist die Entstehung solcher Mechanismen nicht so direkt in Zusammenhang zu setzen, sondern nur indirekt. Zwar kann andauernder Stress oder Streit und eine ständige Erregung das Nervensystem empfindlicher machen, sodass man schneller auf Alltagssituationen reagiert. Aber grundsätzlich spielt bei der Entstehung von Angststörungen das Unterbewusstsein eine größere Rolle.
Nehmen wir an, Sie würden eines Nachts durch ein Geräusch erwachen, in die Küche gehen und einem Einbrecher gegenüberstehen. Dann könnte es sein, dass Sie zukünftig gar nicht mehr schlafen können, weil Ihr Unterbewusstsein generalisiert hat, dass im Schlaf immer eine relative Gefahr droht. So wie wir lernen, unbewusst an der roten Ampel stehen zu bleiben, so generalisieren wir auch sehr schnell falsche Reaktionen auf vermeintliche Gefahren. Daraus entstehen im Laufe der Zeit unangemessene Anpassungsreaktionen, die die nachfolgenden Panikreaktionen begünstigen. Darüber werden Sie im Verlaufe des Buches noch sehr viel Ausführlicheres nachlesen können. Doch bevor ich Ihnen mehr über Ursachen und Lösungen von Ängsten erkläre, will ich Ihnen zunächst eine Zusammenfassung über die Verschiedenartigkeit der Angststörungen geben.

Verschiedene Angststörungen

Welche Arten von Angst spielen in der Therapie eine Rolle? Womit haben die meisten Betroffenen zu kämpfen?
Nach dem 1994 in den USA veröffentlichten National Comorbidity Survey entwickelten von über 8000 repräsentativ ausgewählten Personen in den USA nahezu 25 % im Laufe ihres Lebens

eine Angststörung. Die Angststörungen verteilten sich demnach wie folgt:

5,3 % bekamen eine Agoraphobie;

3,5 % bekamen eine Panikstörung;

5,1 % bekamen eine generalisierte Angststörung;

11,3 % bekamen eine spezifische Phobie;

13,3 % bekamen eine soziale Phobie;

7,8 % entwickelten eine posttraumatische Belastungsstörung;

15,6 % hatten im Leben vereinzelt Panikattacken ohne Panikstörung.

Die häufigsten der in der Praxis anzutreffenden angstrelevanten Störungen lassen sich in folgende Gruppen grob unterteilen:

Phobien und phobische Störungen

Bei einer phobischen Störung besteht Angst vor eindeutig definierten und identifizierbaren Objekten, Auslösern oder Situationen, die normalerweise im Allgemeinen ungefährlich sind.
Phobische Angst wird vom Betroffenen subjektiv empfunden und ist in der Auswirkung nicht von anderen Angstformen zu unterscheiden. Phobische Angst reicht von leichtem Gefühl des Unbehagens bis zu panischer Angst mit Herzrasen, Schwindel, empfundener Atemnot usw.
Die Angst wird nicht dadurch gemildert, dass andere Menschen die fragliche Situation nicht als gefährlich oder bedrohlich emp-

finden. Allein die Vorstellung, dass die gefürchtete Situation eintreten könnte, erzeugt gemeinhin schon Erwartungsangst. Wir kennen mehr als 500 verschiedene Phobien. Einige sind sehr häufig, wie z. B. die Angst vor Spinnen, Mäusen oder Schlangen. In situ, also wenn das betreffende angstauslösende Objekt in der Nähe des Betroffenen ist, kann selbst eine winzige und völlig harmlose Spinne eine immense Angst beim Betroffenen auslösen, die sich ins Unerträgliche steigert. Wenn Sie einmal einen Menschen mit einer Spinnenphobie beim Anblick einer Spinne gesehen haben, wissen Sie, was ich meine. Schreien, Zittern, Weinen, die Liste der angstinduzierten Symptome ist bei Phobien sehr groß. Die meisten Phobien sind auf ganz spezifische Situationen beschränkt wie z. B. die Anwesenheit oder Nähe bestimmter Tiere, Höhen, Donner, Dunkelheit, Fliegen, enge oder große Räume, Zahnarztbesuche, den Anblick von Blut, Furcht vor bestimmten Krankheiten.
Zu den eher seltenen Phobien gehört unter anderem die sogenannte Emetophobie, die Angst vor dem Erbrechen. Auch die Erythrophobie, die Angst vor dem Erröten, ist eher selten in den Praxen anzutreffen.
Menschen können vor jedem beliebigen Objekt oder jeder beliebigen Situation Angst bekommen. Spezifische Phobien entstehen oftmals schon in der Kindheit und in der Jugend. Sie können unbehandelt ein Leben lang bestehen. Wie diese Ängste entstehen, lesen Sie im weiteren Verlauf dieses Buches.

Agoraphobie und Panikstörung

Bei der Agoraphobie handelt es sich um die am häufigsten zu beobachtende Angststörung. Definitionsgemäß handelt es sich bei einer Agoraphobie um die Angst vor öffentlichen Plätzen, Menschenmengen und die Angst, sich nicht unmittelbar und sofort an einen sicheren Platz – normalerweise das Zuhause oder das eigene Auto – zurückziehen zu können. Betroffene empfinden Angst, die

eigene Wohnung zu verlassen, Supermärkte zu betreten oder sich in Menschenmengen und auf öffentliche Plätze zu begeben.
Die Agoraphobie ist eine sehr einschränkende Störung. Je nach Schweregrad kann es sein, dass Betroffene dauerhaft am Verlassen des Hauses gehindert sind. Alltägliche Erledigungen und auch ein normales Berufsleben sind kaum mehr möglich. Betroffene haben Angst, in der Öffentlichkeit umzufallen und dann hilflos zu sein. Das Fehlen sofortiger Fluchtmöglichkeiten ist das Hauptkennzeichen der meisten dieser agoraphobischen Situationen.
Häufiger sind Frauen betroffen. Die Erkrankung tritt im frühen Erwachsenenalter auf und kann unbehandelt das ganze Leben anhalten. Eine sofortige und adäquate Therapie ist beim ersten Auftreten einer Panikattacke dringend notwendig. Aus meiner eigenen Erfahrung als Therapeut weiß ich, dass Männer sich erst sehr viel später in Behandlung begeben als Frauen. Vielleicht hängt dies mit einem falsch verstandenen Stolz oder einem falsch empfundenen Gefühl von Männlichkeit zusammen. Fakt ist jedoch, dass bei den Männern, die sich wegen Angststörungen in eine Therapie begeben, die Symptomatik oft viel gravierender ist als bei Frauen. Aus diesem Grund scheint die Verteilung der Angststörung insgesamt eher geschlechtsunspezifisch zu sein, auch wenn die Literatur mehr Frauen als Männer als betroffen ansieht.
Obwohl eine Agoraphobie mit Panikattacken einhergeht und sich nicht wirklich von der in der einschlägigen Literatur aufgeführten Panikstörung unterscheidet, wird Letztere dennoch immer wieder getrennt erwähnt.
Bei der sogenannten Panikstörung handelt es sich um wiederkehrende schwere Angstattacken, Angstanfälle (Panik), die sich nicht auf spezielle erwähnenswerte Umstände oder Situationen zurückführen lassen und aus diesem Grund unvorhersehbar sind. Panikattacken treten plötzlich mit den unterschiedlichsten Symptomen auf, wie z. B.

- Herzklopfen
- Brustschmerzen
- Gefühlen von Atemnot
- häufig Schwindel
- Fremdheitsgefühle (Depersonalisations- und Derealisationsgefühle)
- Todesangst,
- Angst, die Kontrolle zu verlieren
- Angst, wahnsinnig zu werden

Eine Panikattacke dauert zwischen wenigen Augenblicken bis zu einer Stunde oder mehr. Die dabei subjektiv und vernichtend erlebten Symptome führen zu einem fluchtartigen Verlassen des Ortes wie z. B. der Warteschlange an der Kasse, des Busses usw. Panikattacken folgt oft die Angst vor weiteren Panikattacken. Es tritt sozusagen Angst vor der Angst auf. Agoraphobie und Panikstörungen treten im Regelfall gemeinsam auf.

Eine diagnostizierbare Panikstörung besteht dann, wenn irgendwann im Verlauf der Störung eine oder mehrere Panikattacken aufgetreten sind. Dies sind abgrenzbare Perioden intensiver Angst oder intensiven Unbehagens. Diese Panikattacken waren unvorhersehbar und standen nicht in unmittelbarem Zusammenhang mit einer nahezu immer angstauslösenden Situation. Außerdem wurden sie nicht durch Situationen ausgelöst, in denen die Person im Mittelpunkt der Aufmerksamkeit anderer stand.
Darüber hinaus traten diese Panikattacken innerhalb eines Monats auf. Nach einer oder mehreren Attacken bestand eine andauernde Angst vor der möglichen nächsten Attacke.
Zudem gehören mindestens vier der nachfolgend geschilderten Symptome, gleichzeitig erlebt, zu einer definitionsgemäßen Panikattacke:

- ein Gefühl der Atemnot oder ein Gefühl von Kurzatmigkeit;
- Benommenheit, Schwindel, Unsicherheitsgefühle und die Angst, in Ohnmacht zu fallen;
- Herzstolpern, beschleunigter Herzschlag;
- Schwitzen;
- Zittern oder Beben;
- Erstickungsgefühle;
- Brustschmerzen, Beklemmung;
- Magenschmerzen, Übelkeit;
- Gefühl der Unwirklichkeit, Depersonalisation und Derealisation;
- Angst, verrückt zu werden oder die Kontrolle zu verlieren;
- Taubheits- oder Kribbelgefühle;
- Angst, zu sterben;
- Hitze- oder Kälteschauer.

Betroffene, welche einmal eine Panikattacke erlebt haben, schildern oft folgendes Empfinden:

- Erlebnisse von Benommenheit, Verwirrtheit, Kontrollverlust über den eigenen Körper;

- Empfindung schwankenden Gehens oder Schwindel, meist als Schwankschwindel;
- Empfindungen, die Sohlen der Schuhe auf dem Boden nicht mehr zu spüren oder die Füße nicht zu spüren;
- Empfindungen, dass das Licht zu hell ist oder Geräusche unangenehm oder unwirklich sind;
- Gefühl, dass das Sehen oder Hören sich verändert hat: z. B. Nebel sehen oder wie durch Schleier hören.

Testen Sie doch einmal, ob Sie eine Angststörung mit Panikattacken haben:

Hatten Sie schon einmal ein Gefühl wie »es ist mir plötzlich nicht gut«?

War dieses Gefühl zunächst körperlich mit Unsicherheit, vielleicht Schwindel oder Herzklopfen?

Kam sehr schnell eine massive Angst dazu, etwas Schlimmes zu haben?

Kamen Unwirklichkeitsgefühle, Kribbeln, Benommenheit oder Schwindel dazu?
Hatten Sie sodann Angst, die Kontrolle zu verlieren?

Waren die Gefühle gepaart mit dem starken Wunsch, den Ort, an dem Sie gerade waren, fluchtartig zu verlassen?
Hatten Sie das Gefühl, zu wenig Luft zu bekommen, obwohl Sie frei und sogar schnell und häufig atmen konnten?
Wurde Ihr Puls dabei schneller?

Wurde das Gefühl besser, nachdem Sie den Ort, an welchem Sie sich aufhielten, verließen?

Wurde das Gefühl nach dem Einsteigen ins eigene Auto besser?

Wurde das Gefühl nach dem Erreichen des eigenen Zuhauses besser?

Trat dieser gesamte Anfall von Unwohlsein in einer Situation ein, in welcher absolut und objektiv gesehen gar keine Gefahr bestand (keine wilden Tiere; keine Gangster; keine Naturkatastrophe …)?

Haben Sie sich danach vom Arzt oder Krankenhaus ergebnislos untersuchen lassen?

Traten diese Unwohlseinsanfälle öfter auf und konnten auch genauso schnell vergehen, wie sie anfingen?

Wurden nach dem ersten Auftreten dieser Anfälle Herz und Kreislauf und die Blutwerte untersucht und es wurden Normalbefunde vorgefunden?

Steigerte sich im Laufe der Zeit die Erwartungsangst, einen solchen Anfall nochmals zu erleiden?

Traten die Anfälle im Laufe der Zeit häufiger auf, insbesondere in Situationen, in welchen Sie sich z. B. zum Einkaufen im Supermarkt, auf großen Plätzen, in Fußgängerzonen befanden?

Führten diese Anfälle dazu, dass Sie z. B. Vermeidungsstrategien erfanden, nicht mehr den Bus zu benutzen, nicht mehr ins Flugzeug zu steigen?

Wenn Sie etwa zwei Drittel dieser Fragen spontan mit »Ja« beantworten können, ist es nicht unwahrscheinlich, dass Sie an einer Panikstörung leiden.

Deutlicher als in allen Symptomschilderungen und Symptomverzeichnissen wird eine Angststörung natürlich in der Schilderung der Betroffenen. Die Schilderungen sind oft sehr beeindruckend und können einen jungen Arzt in der Notaufnahme eines Krankenhauses sehr häufig dazu veranlassen, ein großes Untersuchungsprogramm zu starten.

So wie im Fall der 43-jährigen Marlene Sch., die mich ganz verzweifelt aufsuchte, weil ihr Hausarzt ihr nach unzähligen Konsultationen sagte, sie habe psychische Probleme und brauche einen Therapeuten.
Marlene Sch. erklärt mir bei ihrem ersten Besuch, dass sie völlig am Ende sei und nicht mehr wisse, wie ihr Leben weitergehen solle. Sie sei Mutter zweier Söhne, verheiratet und habe halbtags in einer Parfümerie gearbeitet.

Die erste Panikattacke habe sie vor mehreren Jahren in einer Metzgerei erlitten:

»Als ich in der Schlange stand, vor der Theke, wurde mir plötzlich schwindlig und ich bekam Todesangst, etwas Schlimmes zu haben. Mein Herz schlug plötzlich bis zum Hals und ich bekam keine Luft mehr. Eine Frau, die neben mir stand, fragte mich, ob es mir nicht gut sei. Plötzlich schauten alle nach mir und das Gefühl wurde noch schlimmer. Ich hatte plötzlich Angst, umzufallen.«

In solchen Situationen, die jeder Mensch mit Panikattacken mehr oder weniger ähnlich erlebt hat, kommt es schlussendlich zu starken zusätzlichen Versagensgefühlen und Versagensängsten. Die unangenehme Situation konditioniert das Unterbewusstsein bei

jeder Panikattacke aufs Neue, die vermeintlich gefährlichen Situationen (z. B. Öffentlichkeit) zu vermeiden. Sobald der Betroffene sich doch in die Öffentlichkeit begeben will, wird quasi als simple Verhinderungsmethode im vegetativen Nervensystem ein Alarmzustand erzeugt. Sobald dieser bewusst wahrgenommen wird, kommt es zur Panikattacke.
Aus diesem Grund versagen die viel propagierten verhaltenstherapeutischen Ratschläge, sich der Situation auszusetzen, in der überwiegenden Anzahl der Fälle. Angst entsteht durch mehr oder weniger bewusst wahrgenommene Umstände. Aber sie entsteht in Hirnregionen, auf die wir keinen Zugriff haben. Inwieweit diese Hirnregionen eine scheinbar harmlose Wahrnehmung aufgrund falscher »Programmierung« dramatisieren und »beantworten«, können wir nicht bewusst steuern oder gar verhindern. Hierzu bedarf es zunächst einer »Umprogrammierung« dieser Strukturen. Auch isolierte tiefenpsychologische Therapieansätze versagen, weil sie zu einseitig sind und von einer in der Kindheit konditionierten Ursache für die Angststörung ausgehen. Ein fataler Denkfehler. Nahezu zu jeder neu aufgetretenen Panikstörung lässt sich ein nennenswertes zugrunde liegendes Psychotrauma in der jüngsten Vergangenheit finden.

Wie zum Beispiel im Fall der 28-jährigen Kim. Kim suchte mich auf, nachdem sie eine Odyssee durch die Wartezimmer vieler Ärzte hinter sich hatte und schließlich bei einem Psychiater gelandet war, der ihr ein Beruhigungsmittel, ein Schlafmittel und ein Antidepressivum verordnete. Jedes dieser Mittel für sich genommen war für Kim nicht nur sinnlos, sondern auch gesundheitsschädlich. Natürlich merkte Kim auch keinerlei Verbesserung ihres Beschwerdebilds. Sie wurde von den Medikamenten müde, hatte dauernde Kopfschmerzen und verlor jede restliche Lebensfreude, z. B. auch die Freude am Sex in ihrer Beziehung.

Kim schilderte mir, wie alles begann, und erzählte, dass ihr Opa schwer krank geworden sei. Sie habe Tag für Tag mit ansehen

müssen, wie es dem geliebten Opa immer schlechter ging, und sah ihn schlussendlich im Krankenhaus sterben. Eine Woche später begann eine Art Unruhe mit Herzrasen, empfundener Atemnot und Schwindel. Kim begab sich zum ersten Mal in Behandlung bei ihrem Hausarzt. Der verschrieb ihr ein Kreislaufstärkungsmittel und meinte, es wäre nicht viel. Ein paar Tage später setzte die erste Panikattacke ein. Kim war beim Einkaufen und es wurde ihr schwindlig. Sie habe das Gefühl gehabt, der Boden würde unter ihren Füßen schwanken. Dazu kam das Gefühl, keine Luft zu bekommen. Kim verließ fluchtartig den Supermarkt und rief ihre Mutter an, die sie dann in die Notaufnahme brachte. Nachdem man Kim zwei Tage im Krankenhaus behalten hatte und komplett untersucht hatte, schickte man sie wieder mit den Worten nach Hause, dass ihre Beschwerden psychisch bedingt seien. Kims Hausarzt meinte nur, sie sei ein wenig hysterisch.
Die Panikattacken wurden in der Folge heftiger und auch häufiger. Oft dauerten sie 20 Minuten und länger, oft hatte sie fünf Panikattacken am Tag.
Kim wurde zum Psychiater überwiesen, der natürlich die Angststörung erkannte. Durch die verordneten Medikamente änderte sich allerdings gar nichts.
Kim kam nach einem Jahr in meine Praxis in Luxemburg und erzählte mir, ich sei ihre letzte Hoffnung. Sie wisse nicht mehr weiter. Innerhalb von drei Therapiestunden löschten wir das erlebte ursächliche Psychotrauma mit EMDR. Zwei Hypnosebehandlungen schlossen sich an und Kim war absolut frei von jeder Art von Panik.
Ohne eine kausal wirkende Therapie hätte Kim wahrscheinlich noch viele Jahre Medikamente genommen.

Wie man am Beispiel von Kim sieht, sind Panikattacken nur die suboptimalen Lösungsversuche unseres Unterbewusstseins, um ein solch belastendes Trauma loszuwerden. Das gelingt leider von allein und ohne eine adäquate Traumatherapie kaum.

Generalisierte Angststörung (GAS)

Machen wir uns nicht alle von Zeit zu Zeit Sorgen und Gedanken? Macht sich nicht jeder seine alltäglichen Sorgen? Sicher gehört es zum Alltag dazu, sich hin und wieder um aufkommende Probleme ein paar Sorgen oder Gedanken zu machen. Häufige Zukunftsängste haben wir um den Arbeitsplatz, unsere Familie und unsere Gesundheit. Auch Gedanken um unser Alter, unser wirtschaftliches Wohlergehen im Alter oder einfach die Sorge, im Leben nicht mehr Schritt halten zu können, gehören dazu. Was ist, wenn diese Sorgen und Gedanken sich häufen, sich immer und immer wieder aufdrängen und uns den Schlaf rauben? In diesem Fall sprechen wir von generalisierten Ängsten. Die normalen Alltagsängste haben sich gewissermaßen verselbständigt, potenziert und drehen und drehen in unserem Kopf.
Generalisierte Angst ist die ständige krankhaft übersteigerte Sorge und Befürchtung, dass einem etwas zustoßen könne, dass man selbst oder Angehörige krank werden könnten oder dass ein Unglück geschehe. Es kommt auch zu Angst und Sorge vor Armut und Geldmangel, Arbeitslosigkeit und anderem sozialen Unglück. Diese Sorgen, die auch jeder gesunde Mensch hat, werden im Rahmen der generalisierten Angst zu einer ständigen, unrealistisch potenzierten Bedrohung. Der Betroffene erlebt vollkommen übersteigerte und unrealistische Befürchtungen. Er ist ein Großteil des Tages mit nagenden und quälenden Sorgen beschäftigt und schon alltägliche Dinge lösen bei ihm Ängste aus. Der Betroffene hat an den meisten Tagen Angst und Befürchtungen über zukünftiges Unglück. Das Wort »generalisiert« drückt aus, dass sich die Sorgen und Gedanken um einfach »alles« drehen können.
Häufig werden Befürchtungen geäußert, er selbst oder ein Angehöriger könnte demnächst erkranken oder verunglücken, das Haus könnte einstürzen, Einbrecher könnten ins Haus eindringen, der Autoreifen platzen usw.

Die Krankheit beginnt schleichend, oft im Anschluss an lang anhaltende Belastungen körperlicher oder psychischer Art.
Der Betroffene erlebt die vielfältigen, aus der generalisierten Angst entstehenden vegetativen Symptome. Eine ständige körperliche Unruhe, Nervosität, die Unfähigkeit, sich zu entspannen, Kopfschmerzen sind neben Schweißausbrüchen und Zittern sowie einem ständig hohen Muskeltonus charakterisierend für die generalisierte Angst. Als Folge der Angst treten wieder eine Vielzahl der bei der Panikstörung bekannten Symptome auf wie Schwindel und Benommenheit, Atemnot, Herzjagen und Bauchbeschwerden. Es besteht eine ständige vegetative Übererregbarkeit. Der Betroffene steht unter Hochspannung, ist »immer auf dem Sprung«, nicht fähig, sich zu entspannen.

Genau diese Hochspannung ist es auch, die oft die generalisierte Angststörung ausgelöst hat. Im Gegensatz zu Agoraphobie und Panikstörung, für die ich sehr oft ein einziges auslösendes Ereignis verantwortlich machen kann, ist das Auftreten von generalisierten Angststörungen meistens ein langsamer, schleichender Prozess, der sich über Jahre hinzieht. Partnerschaftskonflikte, chronische Krankheiten, Familienprobleme, Mobbing am Arbeitsplatz oder eine andauernde hohe Belastung körperlicher und psychischer Art sind geeignet, uns derartig zu zermürben und zu verunsichern, dass all unsere Gedanken bloß noch um Sorgen kreisen. Da der größte Teil des Tages nur noch in Anspannung und Angst erlebt wird, ist kaum mehr Freude oder Lebensqualität beim Betroffenen vorhanden. Schlafstörungen und ernsthafte depressive Verstimmungen können sich dazugesellen.
Durch die ständige Ruhelosigkeit, Reizbarkeit und die Schlafstörungen entstehen auch mehr oder weniger starke Konzentrationsstörungen im Alltag und bei der Arbeit. Alltägliche Verrichtungen wie z. B. die Pflege der eigenen Wohnung leiden unter der generalisierten Angststörung. Der Betroffene hat weder die Zeit noch die Kraft, sich all den Anforderungen seines Alltags zu stellen. Betroffene sind schnell erschöpft und leiden unter einer hohen Mus-

kelanspannung. Diese Anspannung, die zu Schulter-Nacken-Syndromen oder auch Schmerzen im unteren Lendenwirbelbereich führt, ist oft der erste Anlass, ärztliche Hilfe in Anspruch zu nehmen. Wir wissen ja von alters her: »Die Angst sitzt im Nacken.« Auch Kopfschmerzen als Spannungssyndrom oder Magen- und Darmbeschwerden können erster Ausdruck einer generalisierten Angststörung sein. Durch die ständige Reizbarkeit entstehen häufig familiäre Konflikte, die erneut zu einer Verstärkung der GAS beitragen. Ein Teufelskreis entsteht, aus dem die Betroffenen kaum noch selbst herauskommen. Nicht selten tritt ein Vermeidungsverhalten ein, das immer ausgeprägter wird. Urlaubsreisen werden aus Angst vor einem Unglück vermieden; Einladungen werden aus Angst vor der Gegeneinladung nicht mehr ausgesprochen. Zeitungen und Nachrichten werden aus Angst vor negativen Meldungen vermieden. Ein sogenanntes Rückversicherungsverhalten setzt ein. Ständige Anrufe, ob die Kinder auch gut angekommen sind, und ständige Begleitung der Kinder. Es wird keine Entscheidung mehr getroffen ohne mehrfache Rückversicherungen. Eine GAS kann oftmals in ärztlichen Praxen fehldiagnostiziert werden. Viel zu schnell werden GAS-Betroffene als »depressiv« bezeichnet, erhalten die Diagnose »Depression«. Eine Unterscheidung ist dem geübten Behandler jedoch schnell möglich. Die Sorgen und Ängste der GAS-Betroffenen sind allesamt auf die Zukunft gerichtet und der begleitende Affekt ist eher ängstlich. Bei der Depression sind die Sorgen sehr viel häufiger auf die Vergangenheit gerichtet und der begleitende Affekt ist Niedergeschlagenheit. Zur Diagnosestellung sind Psychologen und Psychiater in der Lage, neben ihrer Erfahrung auch sogenannte standardisierte Interviews zu benutzen, die anhand von Fragebögen eine eindeutige Diagnoseerhebung möglich machen.

Therapieansätze bei der GAS waren bisher selten von Erfolg gekrönt. Die kognitive Verhaltenstherapie ermöglicht bei mittelfristiger und langfristiger Anwendung eine grundsätzliche Umstimmung der Art und Weise, wie der Betroffene sein Leben sieht. Da eine langandauernde GAS aber bereits zu einem Teil der Persön-

lichkeit und des Charakters des Betroffenen geworden ist, versagen viele Therapien.
Ist die Symptomatik stark ausgeprägt, führt eine GAS nicht selten zu einem mehrwöchigen stationären Aufenthalt in einer psychosomatischen Klinik. Dort ist der Betroffene zunächst aus seiner häuslichen Umgebung herausgelöst und muss lernen, dass zuhause auch ohne ihn kein schlimmes Unglück geschieht. Entspannungstechniken wie z. B. die progressive Muskelrelaxation nach Jacobson oder autogenes Training bilden neben Gesprächstherapie und körperlichem Training das Grundgerüst der klinischen Therapie.
Eine wie auch immer geartete medikamentöse Therapie versagt bei der generalisierten Angststörung völlig. Die häufig eingesetzten Beruhigungsmittel (Benzodiazepine) machen die Betroffenen noch weniger lebensfähig. Es setzt eine Gleichgültigkeit gegenüber vielen Dingen des täglichen Lebens ein, mit einer gleichzeitigen Verarmung der emotionalen Schwingungsfähigkeit. Die selektiven Serotonin-Wideraufnahmehemmer (Antidepressiva) bringen allgemein bei Angststörungen nur geringe bis gar keine Effekte. Als einziger Vertreter seiner Art ist mir in meiner langjährigen Therapeutenlaufbahn allenfalls Seroxat als gering anxiolytisch (angstlösend) wirkendes Antidepressivum aufgefallen.
Neuerdings geht man in den Psychiatriepraxen einen Schritt weiter und setzt sogenannte MAO-Hemmer ein. MAO-Hemmer sind Medikamente, die in der Behandlung schwerer Depressionen eingesetzt werden und den Stoffwechsel der Neurotransmitter Dopamin und Noradrenalin regulieren. Aus der klinischen Praxis ist bekannt, dass MAO-Hemmer auch erfolgreich zur Behandlung von Angststörungen eingesetzt wurden. Es fehlt jedoch an generellen Studien zur Wirksamkeit bei Angststörungen. MAO-Hemmer verursachen häufig – teils auch schwerwiegende – Nebenwirkungen.
Mit neuen Erkenntnissen der Pharmafirmen sollte man immer vorsichtig umgehen. Pharmafirmen betreiben ständig ein ressourcenorientiertes Marketing und versuchen neue Einsatzbereiche für bereits bestehende Medikamente zu finden. Dafür werden Studien

unter klinischen Umständen durchgeführt, die weitaus billiger sind als die Forschung nach und Entwicklung von neuen Medikamenten. Medikamente, die eine Angststörung nach der Einnahme einer einzigen Pille heilen würden, würde man wahrscheinlich auch nicht entwickeln wollen. Dafür ist bei einem Marktpotenzial von bis zu 15 % Angstbetroffenen in der Gesamtbevölkerung die Vorgehensweise, die »alten Pillen« neu zu erfinden, viel zu gewinnträchtig für die pharmazeutischen Unternehmen. Das »Neuerfinden« alter Medikamente kostet nichts und bringt oftmals die Chance auf einen »Glückstreffer« für die Pharmariesen.

Wie dem auch sei, gemäß »neuesten Erkenntnissen« ist das Medikament »Lyrica« EU-weit für die Behandlung der GAS zugelassen worden. Lyrica ist ein Medikament der Unternehmensgruppe Pfizer. Es wurde ursprünglich zur Behandlung von Epilepsie eingeführt. Der Wirkstoffname ist Pregbalin. Pfizer zufolge drosselt das Medikament den sogenannten Kalzium-Einstrom in die Nervenzellen und sorgt dafür, dass bei bestimmten nervlichen Übererregungszuständen die Neurotransmitter Glutamat und Noradrenalin vermindert freigesetzt werden. In verschiedenen Studien habe sich gezeigt, dass die Einnahme von Lyrica die Symptome der GAS signifikant gebessert habe. Die Nebenwirkungen von Lyrica seien aber auch nicht ohne. So wird von Benommenheit, Schläfrigkeit, sexuellen Funktionsstörungen, Verwirrung, Reizbarkeit, Schwindel, verschwommenem Sehen, Ödemen, Gangunsicherheiten usw. berichtet. Ob dies für Menschen das Richtige ist, die schon vorher an vielen Ängsten leiden, wage ich zu bezweifeln.

Eine Medikamenteneinnahme kann in gar keinem Fall eine Therapie ersetzen. Medikamente können allenfalls die Symptome überdecken. Einen Heilungsanspruch haben sie bei Angststörungen und Phobien nicht.

Verfahren, die Erfolg versprechen und in der Therapiepraxis erprobt sind, sind z. B. neben Entspannungstechniken und kognitiver Verhaltenstherapie auch Hypnoseverfahren und EMDR.

Im Buch »Das Angst-Schema« habe ich bereits erfolgreiche Strategien für eine dauerhafte Umstrukturierung des Denkens angeboten. Wie Betroffene mir berichten, empfanden sie diese Übungen und Denkansätze als sehr gut und hilfreich.

Erlernte Angst

Angst ist unter anderem ein Problem falschen Lernens.
In meiner Praxis habe ich immer wieder die Feststellung gemacht, dass bei allen Angstpatienten irgendwann im Leben eine Situation eingetreten ist, in welcher sie eine Art Hilflosigkeit erlebt haben. Im Leben der vielen Angstpatienten, die ich als Psychotherapeut mit meiner multimodalen Therapie behandelt habe, ist ein einziges Ereignis ganz besonders häufig aufgetreten: der Tod eines nahen Angehörigen. Ein Todesfall in der Familie, ein schmerzlicher, oft zu früher Abschied von einem Menschen, möglicherweise noch durch einen tragischen Unglücksfall, gibt dem Hinterbliebenen ein Ohnmachtsgefühl. Ein Ohnmachtsgefühl wird generalisiert zu einem sorgenvollen Selbstbeobachten. Die Betroffenen sehen nach, ob der eigene Körper vielleicht auch krank sei, denn »es kann ja so schnell gehen«. Die Angstentstehung ist in diesen Fällen eben auch ein klassisches Lernen und Generalisieren. Durch den Tod des Angehörigen wird der Patient zunächst traumatisiert, verliert seine Unbeschwertheit und Lebensfreude und generalisiert das Gefühl, der Körper sei schwach, anfällig, gefährdet für Krankheiten usw. In der Folge kommt es zu einer übergenauen Kontrolle und Selbstbeobachtung des eigenen Gesundheitszustandes und zu starken vegetativen Reaktionen. Vereinfacht gesagt hängt der Beginn einer Panikattacke mit einer fatalen Mischung völlig korrekter körperlicher Vorgänge zusammen.

Bei der Panikstörung spielt eine positive Rückkopplung zwischen körperlichen Sensationen (z. B. wahrgenommene Veränderung der Herzrate) und kognitiven Bewertungsvorgängen als Gefahr (z. B. »drohender Herzinfarkt«), eine große Rolle. Daraufhin beginnt eine kaskadenartige Angstreaktion.

»Die physiologischen Veränderungen können hierbei aus unterschiedlichen Quellen, z. B. aus körperlicher Anstrengung, situativer Belastung, Konsum psychotrop wirksamer Substanzen, emotionaler Konfliktspannung usw. stammen. Entscheidend sind die automatisch einsetzenden Einschätzungen, als unmittelbar drohende Gefahr, die zu einem weiteren Anstieg des autonomnervösen Erregungsniveaus führen und schließlich crescendohaft in einen Circulus vitiosus der Angst bis zur Panikkulmination einmünden können.« (Kapfhammer, 2000, S. 1188)

Vereinfacht gesagt passiert oft Folgendes: Als Erstes ist die Wahrnehmung, also der Input über unsere Sinne entscheidend. Der Betroffene nimmt einen Sinnesreiz wahr. Das kann die Sirene eines Krankenwagens sein. Das kann eine Todesanzeige oder Unfallmeldung in der Zeitung sein. Auch ein lapidarer Satz eines Verwandten am Telefon, der erzählt, dass er krank sei, oder ein Fernsehbericht über eine Krankheit. Oder irgendetwas, das uns an etwas Unangenehmes erinnert. Auf den Input, also die Wahrnehmung, folgt eine kognitive Bewertung derselben. Manchmal wird die Situation in unserem Gehirn nur mit bereits erlebten Situationen abgeglichen. Manchmal denken wir aber auch sehr intensiv darüber nach. Auf diese kognitive Bewertung des Inputs folgt eine Emotion. Jeder Input erzeugt in uns eine Emotion. Emotionen von Glück, Freude oder Unbehagen, Ärger, Angst, Wut usw. Auf die Emotion folgt immer ein körperlicher Zustand. Auf Freude folgt oftmals ein wenig Herzklopfen, auf Ärger und Wut eine muskuläre Anspannung usw.
Auf diese körperliche Reaktion nun reagiert der Panikbetroffene ganz anders als ein gesunder Mensch. Er fühlt sein Herz kräftiger

und schneller schlagen (WAHRNEHMUNG/INPUT). Nun denkt er darüber nach, ob diese Herzfrequenz normal sei oder ob er unter Umständen krank sei oder gefährdet (KOGNITIVE BEWERTUNG). Das bereitet ihm ein Unbehagen, ein Angstgefühl (EMOTION). Dieses Unbehagen und Angstgefühl führt im Körper zu einem Anstieg von Stresshormonen wie Adrenalin und Cortisol (KÖRPERLICHE REAKTION). Nun schlägt sein Herz noch schneller und er bemerkt es (WAHRNEHMUNG/INPUT). Dann denkt er, oh Gott, ich hatte recht, etwas stimmt mit meinem Herzen nicht (KOGNITIVE BEWERTUNG) und bekommt Todesangst (EMOTION). Diese Todesangst führt im Körper zu einem wahren Feuerwerk von Stresshormonen, muskulärer Anspannung usw. (KÖRPERLICHE REAKTION). Nun kommt es im Gehirn oft zu dissoziativen Gefühlen (Derealisation und Depersonalisation) und es kommt aufgrund der starken muskulären Anspannung der Halsmuskulatur und vermutlich dadurch blockierter feinster Muskelrezeptoren innerhalb der Halsmuskulatur zu Schwindel. Der Schwindel entsteht in diesem Fall durch mehrere Faktoren. Erstens durch eine Fehlmeldung der Muskulatur über die Stellung des Kopfes zur Stellung des Körpers. Diese Fehlinformation sorgt für einen unsicheren Gang und Schwankschwindel. Mit jeder kleinsten körperlichen Veränderung während der Entstehung der Panikattacke kommt es zu einer neuen Wahrnehmung und zu einer neuen falschen kognitiven Bewertung und zu einer neuen (richtigen) körperlichen Reaktion. Der die Panik begleitende Schwindel wird oft auch über dissoziative Wahrnehmungen im Gehirn selbst erzeugt und hat nichts mit Herz, Kreislauf oder Gleichgewichtsorgan zu tun. Angstbetroffene schaukeln den Prozess der Panikentstehung selbst auf. In einer überstarken Selbstbeobachtung während des Beginns einer Panikattacke werden sämtliche sensomotorischen Regelvorgänge des Körpers wahrgenommen, die unserem Bewusstsein sonst völlig verborgen bleiben.

Unser Gleichgewicht wird ununterbrochen durch hochkomplizierte Regelvorgänge »nachgeregelt«. Dadurch kommt es unablässig zu feinsten Schwankbewegungen des Körpers.

Stellen Sie sich einmal gerade hin und konzentrieren Sie sich auf die Bewegungen Ihres Körpers, wenn Sie scheinbar stillstehen. Sobald Sie wahrnehmen werden, dass Ihr Körper schwankt, werden diese Schwankungen zunehmen. Mit der Konzentration auf diese unbewussten sensomotorischen Regelvorgänge greifen Sie bereits in diese ein und bringen sich selbst aus dem Gleichgewicht. Stellen Sie sich nun vor, dass Sie im Falle einer Panikattacke nun auch noch Herzklopfen bekommen, weil Sie ja glauben, das Schwanken sei unnormal ... Nun geht's kaskadenartig los und eine vegetative Fehlregulation und Missempfindung nach der anderen kommt in Ihr Bewusstsein.

Sie nehmen also durchaus normale Dinge in Ihrem Körper wahr, bewerten diese aber falsch. Durch die Falschbewertung kommt es dann zu Reaktionen des Körpers, die wieder wahrgenommen werden.

Bemerkenswert daran ist, dass sowohl die Wahrnehmung richtig ist als auch die körperliche Reaktion. Falsch ist die kognitive Bewertung des Wahrgenommenen, und darauf entsteht eine inadäquate Emotion, die zu der völlig richtigen Körperreaktion führt.

Bemerkenswert ist auch, dass der Körper von Menschen, die an Panikattacken leiden, besonders gut angepasst ist und besonders spontan reagiert. Ein Zeichen also für Gesundheit und nicht für Krankheit.

Menschen, die eine Angststörung bekommen, haben meist in der Anfangszeit nur ein einziges Symptom, nämlich den vorgenannten Schwindel. Auswertungen medizinischer Verlaufsbeobachtungen zeigen, dass Menschen mit der unspezifischen Diagnose »Schwindel«, die an keiner organischen Krankheit leiden, überzufällig häufig auch ängstlich, depressiv und emotional unsicher sind. Durch den auftretenden Schwindel verringern sie ihren Aktionsradius, gehen »nicht mehr vor die Tür«. Somit entsteht die Agoraphobie mit all ihren Lebenseinschränkungen.

Immerhin beträgt der Anteil des sogenannten phobischen Schwankschwindels an allen Schwindelerkrankungen mehr als 15 %!
Aus der Praxiserfahrung kenne ich unzählige Beispiele von Menschen, die jahrelang unter diesem phobischen Schwankschwindel litten und im Rahmen der Therapie diesen Schwindel als erstes Symptom wieder loswurden. Faustregel lautet hier:

»Ist die Angst weg, geht der Schwindel weg. Geht der Schwindel weg, ist die Angst weg.«

Fazit: Angststörungen sind durch verzerrte und überbewertete Denkprozesse charakterisiert.
Es entsteht so ein Teufelskreis, aus dem der Angstbetroffene oft nicht mehr ohne Hilfe herauskommt. Sehr häufig entsteht aus diesen Überbewertungen und Falschbewertungen heraus ein umgekehrter Placebo-Effekt, der sogenannte Nocebo-Effekt (lateinisch nocebo = ich werde schaden). Im Gegensatz zu einer positiven Wirkung beim Placebo-Effekt erfolgt beim Nocebo-Effekt eine deutlich negative Reaktion. Entdeckt wurde der Nocebo-Effekt, als nach der Verabreichung wirkstofffreier Präparate – sogenannter Placebos – negative und krank machende Wirkungen auftraten. Das bedeutet, dass auch negative Gedankengänge, die vor allem mit Angst verbunden sind, nach und nach körperliche Krankheiten entstehen lassen können.

Angstbesetzte Reize werden mit wesentlich höherer Verarbeitungsgeschwindigkeit und Wichtigkeit vom Gehirn der Betroffenen bearbeitet als andere Wahrnehmungsreize. Es konnte inzwischen nachgewiesen werden, dass Angstpatienten bei der Wahrnehmung angstrelevanter Themen eine elektrophysiologische Aktivität in verschiedenen Gehirnarealen aufweisen, die im Vergleich zu anderen Themen wesentlich verstärkt ist. Diese Verzerrung in den Prozessen der Wahrnehmungsverarbeitung kann durch kognitive Therapien, also eine Neukonditionierung angstbesetzter Themen und Gedanken, wieder aufgehoben werden.

Hier komme ich dann wieder zu meinem lerntheoretischen Ansatz der Panikentstehung und mache in der ersten Behandlungssitzung mit einem Panikpatienten oft nichts anderes, als ihm das Obenstehende zu erklären. Erkläre ihm, sein Körper reagiere gut, nur seine Gedanken seien zuvor falsch gewesen. Diese psychoedukative Therapie führt ja dann beim Patienten auch wieder zu einer Wahrnehmung (Körper funktioniert gut) und zu einer kognitiven Bewertung (also bin ich vielleicht gar nicht so krank) und zu einer Emotion (Freude) und schließlich zu einer körperlichen Reaktion (Entspannung). Auf diese Entspannung hin sind andere therapeutische Maßnahmen wie Verhaltenstherapie oder Hypnose usw. erst möglich. Eine kognitive Therapie muss sich anschließen, damit die verzerrte Wahrnehmung der Betroffenen sich normalisiert. Angstbetroffene nehmen ihre Umwelt vielfach bedrohlicher wahr als gesunde Menschen. Angstbetroffene sind oft problemorientiert, fatalistisch, perfektionistisch und suchen geradezu nach den negativen Aspekten einer Sache.

Im Verlaufe meiner langjährigen Arbeit mit Angstbetroffenen habe ich nahezu ausnahmslos mein oben beschriebenes lerntheoretisches Entstehungsmodell von Angstentstehung und in der Folge von Panikentstehung bestätigt gefunden.
Andere Entstehungsmodelle, die in frühkindlichen Trennungsängsten die Ursache für das spätere Auftreten von Panikstörung oder Agoraphobie sehen (Bowlby, 1976), sind sicherlich diskutierbar, aber ich fand keine einzige Agoraphobie, für die ich nicht ein weniger lange zurückliegendes Ereignis als Auslöser hätte identifizieren können. Möglicherweise begünstigt eine Störung in einer frühkindlichen Phase die Reaktionsbereitschaft zur Angst. Dass sie eine Agoraphobie alleine auslösen kann, halte ich für relativ unwahrscheinlich.

Eine generalisierte Angststörung an sich wird oft durch eine schwierige kindliche Entwicklung begünstigt. Konflikte im Elternhaus, sexuelle Traumatisierungen und mangelhafte Aufmerksamkeit und Zuwendung der Eltern können zu einem allgemeinen Verlust des Vertrauens ins Leben führen. Auch das Aufwachsen in einer Alkoholikerfamilie kann eine generalisierte Angststörung begünstigen (Mathew et al. 1993; Tweed et al., 1989).
Psychodynamische Modelle der Angst basieren auf den Beobachtungen und Theorien von Freud. Die Angst sei Ausdruck beziehungsweise Folge eines innerpsychischen Konfliktes, etwa zwischen einem verbotenen triebhaften Impuls und einem strengen Gewissen.
Angst resultiert hiernach aus der unvollständigen Unterdrückung einer Wunschregung, z. B. eines sexuellen Verlangens, und der Angst vor Bestrafung, sie ist Ergebnis eines Abwehrvorganges (Freud, 1895).
Andererseits kann Angst bei Freud aber auch als Signalangst auftreten: In dieser Funktion signalisiert sie dem Ich das Vorhandensein einer inneren Bedrohung, z. B. durch ähnliche Konflikte wie die oben genannten. Sie steht dann am Beginn einer Schutzmaßnahme durch das Ich und ist somit Initiator eines Abwehrvorganges (Freud, 1926).

Freuds Ansatz muss man vor dem Hintergrund seiner Schaffensperiode sehen. Im Wien der damaligen Zeit waren sexuelle Tabuisierungen und Verdrängung von Trieben sicherlich ein größeres innerpsychisches Problem als in unserer heutigen Welt. Wie aber könnten nach Freuds Theorien recht freizügig lebende Jugendliche eine Angststörung bekommen? Und von diesen in sexueller Hinsicht recht freizügig lebenden Jugendlichen habe ich in meiner Patientenkartei sehr viele.

Körperliche Voraussetzungen für Angststörungen

Eine gewisse stärkere Reaktionsbereitschaft auf emotionale Stimuli liegt bei vielen Angstbetroffenen vor. Das heißt, viele Angstpatienten haben »näher am Wasser gebaut«, sind weicher, emotionaler als ihre Mitmenschen. Das ist ein Teil der menschlichen Persönlichkeit, angeboren und anerzogen, also ebenfalls etwa zu 50 % erlernt.
Sehr viel ist über Angsterkrankungen geschrieben worden, wenig davon macht Sinn. Ich beschränke mich also in diesem Buch weitgehend auf meine Erfahrungen und Beobachtungen aus der Therapie sehr vieler Angstbetroffener, die ich in den letzten Jahren gesehen habe. Der größte Teil dieser Menschen ähnelt sich in vielen physischen und psychischen Kriterien. Überzufällig häufig habe ich unter meinen Patienten Menschen mit der Blutgruppe Null. Vor einigen Jahren gewöhnte ich mir an, jeden Betroffenen nach seiner Blutgruppe zu fragen. Die verblüffende Auswertung zeigte, dass mehr als 80 Prozent der Angstpatienten in der Tat die Blutgruppe Null hatten, unter starken emotionalen Schwankungszuständen litten, häufig Stoffwechselprobleme wie zum Beispiel ein metabolisches Syndrom mit Übergewicht, Bluthochdruck und einer grenzwertigen Diabetes beklagten.

Wie kann das sein, dass ca. 80 % all meiner Angstpatienten Blutgruppe Null hatten, obwohl doch in Deutschland und den Nachbarländern die Häufigkeit der Blutgruppe Null nur bei ca. 40 % liegt? Wieso hatte ich nur ca. 10–15 % Betroffene, die Blutgruppe A hatten, obwohl die Häufigkeit der Blutgruppe A in unserer Bevölkerung ebenfalls bei 40 % liegt?
Ich begann mich damit zu beschäftigen und landete bei den Abhandlungen des Arztes Dr. Peter D'Adamo, eines kanadischen Arztes, der sich mit dem Zusammenhang der Blutgruppen und

deren Auswirkungen auf das Vorhandensein ganz bestimmter Erkrankungen beschäftigte.
Die Blutgruppe Null scheint hierbei eine relative Sonderrolle einzunehmen. Menschen mit der Blutgruppe Null gehören abstammungsgeschichtlich zu den letzten Jägern und Sammlern der Steinzeit und gehen nach D'Adamo und anderen genetisch auf die letzten Cro-Magnon-Menschen zurück. Cro-Magnon-Mensch ist eine Bezeichnung für die ersten in Europa lebenden modernen Menschen der Gattung Homo sapiens. Als Epoche der Cro-Magnon-Menschen gilt der Zeitraum von vor etwa 40.000 Jahren bis vor etwa 12.000 Jahren. Für die Jäger der Steinzeit war es wichtig, enorme emotionale Schwankungen in ihrer Psyche zu generieren. Um zu überleben, war es wichtig, Zorn, Wut, Aggression, Anspannung und Entspannung schnell aufeinander folgen zu lassen. Ein gehöriges Maß an schneller Entschlusskraft und Organisationstalent gehörten ebenfalls dazu. Ohne ständige und schnell wechselnde Anpassungsstrategien war ein Überleben in der Steinzeit unmöglich. Der tägliche Kampf ums Überleben, die Jagd, erforderte den Aggressionstrieb mit Kampf- und Fluchtinstinkt sowie die Ruhephasen. Der Unterschied von Ruhe- und Belastungsphasen während der Jagd war unglaublich groß. Stellen Sie es sich so vor wie vollständig ausflippen und danach gleich wieder zur Ruhe zu kommen. Der Organismus der Steinzeitjäger (die ausnahmslos die Blutgruppe Null hatten) war bestens an diese extremen Wechsel angepasst.
Dieses genetisch bedingte Steinzeitverhalten, welches auf Fortbestand der Art und Verdrängung ausgerichtet war, mit einem starken Überlebenswillen, wird in dieser Form in unserer Gesellschaft nicht mehr toleriert.
Heute würde die Gesellschaft aus Steinzeitmenschen pathologische Typen hervorbringen, wie z. B. Borderliner oder manisch-depressiv Gestörte oder Personen mit antisozialen Persönlichkeitsstörungen.
Wir Menschen – und die Menschen mit Blutgruppe Null ganz besonders – leben also in der falschen Zeit, im falschen Umfeld.

Wir leben nicht artgerecht. Das artgerechte Leben, welches wir unseren Haustieren zugestehen, interessiert uns für uns selbst am allerwenigsten. Wir achten wenig auf unsere Ernährung und noch weniger auf artgerechte Bewegung.

D'Adamo hat in seinen Büchern (z. B. »Richtig leben«) sehr viel über die neurobiologischen und biochemischen Zusammenhänge der Blutgruppen und der verschiedenen Neurotransmitter in unseren Köpfen geschrieben. Es würde zu weit führen, hier alles noch einmal neu zu erfinden. Der interessierte Leser sei einfach auf seine Bücher verwiesen. Vereinfacht erklärt und nur exemplarisch dieser eine Ansatz:

Menschen mit der Blutgruppe Null haben bei Stress ein Problem, die Katecholamine Noradrenalin und Adrenalin auszuscheiden. Das ergibt psychische Probleme. Voraussetzung für die Produktion von Noradrenalin ist der Neurotransmitter Dopamin. Entscheidend ist die Umwandlung von Dopamin in Noradrenalin durch das Enzym Dopamin-Beta-Hydroxylase. Der Körper darf nicht zu viel Noradrenalin produzieren, und es darf also auch nicht zu viel Dopamin vorhanden sein. Dopamin ist unter anderem auch für die Schmerzempfindung im Organismus zuständig. Dopamin befindet sich im Lobus frontalis, dem Stirnlappen unseres Gehirns. Hier finden höhere und abstrakte Denkvorgänge statt. Übrigens setzen Substanzen wie Alkohol oder Drogen wie Kokain jede Menge Dopamin frei. So entsteht eine Art Glücksgefühl. Ein Übermaß an Dopamin im sogenannten limbischen System, dort wo unter anderem auch Ängste entstehen, kann psychische Krankheiten begünstigen. Menschen mit Blutgruppe Null haben eine höhere Noradrenalinproduktion als Menschen mit anderen Blutgruppen. Das Noradrenalin wird bei Zorn, Wut und Aggression freigesetzt. Bei Furcht, Schmerz, Unbehagen wird hingegen Adrenalin freigesetzt. Unausgeglichenheit, Aggression und Zorn sind somit bei Blutgruppe Null häufiger als bei anderen Blutgruppen.

Menschen mit der Blutgruppe Null haben wegen ihrer Dopamin-Sensibilität eine gesteigerte Anfälligkeit für bestimmte psychische Erkrankungen wie z. B:

– manische Zustände durch eine gesteigerte Enzymaktivität von Dopamin-Beta-Hydroxylase: Viel Dopamin wird in Adrenalin umgewandelt und es folgt ein niedriger Dopaminspiegel und ein hoher Adrenalinspiegel.

– depressive Zustände durch eine verminderte Enzymaktivität von Dopamin-Beta-Hydroxylase.
Diskutierte Ursache: Es wird nur wenig Dopamin in Adrenalin umgewandelt, mit der Folge eines hohen Dopaminspiegels und eines niedrigen Adrenalinspiegels.
Nach Dr. D'Adamo können Menschen mit Blutgruppe Null unter Stressbedingungen Katecholamine nicht so nachhaltig abbauen wie Angehörige anderer Blutgruppen, und eine manisch-depressive Krankheit ist bei diesem Typ wesentlich häufiger zu beobachten als bei den übrigen Blutgruppen. Dies bedeutet, dass die genetisch mit dem AB0-Genort verknüpfte Aktivität von Dopamin-Beta-Hydroxylase beim Null-Typ weit ausgeprägter in Erscheinung tritt – eine Schlussfolgerung, die in anthropologischem Kontext durchaus plausibel wäre.

Eine mögliche Ursache für das Entstehen von Angststörungen und Depressionen ist das Auf und Ab des Dopamin-Beta-Hydroxylase-Spiegels. Bei Blutgruppe Null ist gemäß Studien die MAO-Aktivität (Monoaminooxidase) »wesentlich geringer als bei anderen Blutgruppen«, was einen hohen Dopaminspiegel zur Folge hat.

Derzeit finden Untersuchungen an der Technischen Universität Aachen statt, die einen Zusammenhang zwischen einem »Zuviel« an Dopamin in der Amygdala (den Mandelkernen im Gehirn) und Ängstlichkeit herleiten sollen.

In der funktionellen PET (Positronen-Emissions-Tomografie) habe man eindeutige Anhaltspunkte dafür gefunden, dass ein Zuviel an Dopamin sowie die funktionelle Zusammenarbeit der beiden Hirnregionen Amygdala und anteriores Cingulum (einer Struktur im Frontalhirn) entscheidend für die Stärke von Ängsten seien.

Menschen mit Blutgruppe Null müssen wegen ihrer vermehrten Anfälligkeit für ein Entgleisen dieser Systeme sehr viel natürlicher und bewusster leben, um die enorme Schwankungsbreite dieses hochkomplizierten Systems der Neurotransmitter zu stabilisieren.
Der Organismus der Blutgruppe Null war für die Jagd der Steinzeitmenschen genau angepasst. Schnelle Kampfphasen als auch schnell eintretende Ruhephasen wechselten sich ab. Um zu jagen, musste der Aggressionstrieb mit Kampf- und Fluchtinstinkt vorhanden und schnell abrufbar sein. Der Unterschied von Ruhe- und Belastungsphasen während der Jagd war extrem groß.

»Chemisch ist die Blutgruppe 0 auf die Jagd genau ausgerichtet« (D'Adamo).

Bei der sehr gefahrvollen Jagd nach Nahrung kamen in erster Linie Aggressionstriebe zum Tragen und dazu ein fein abgestimmter Kampf- oder Fluchtinstinkt. Dies war bei den frühgeschichtlichen Jäger- und Sammlerstämmen eine notwendige und gut entwickelte Überlebensstrategie. Überdies wurden Ruhe- und Belastungsphasen durch gewaltige Schwankungen in der Katecholaminbildung beeinflusst. Vermutlich aus diesem Grunde machte die Fähigkeit, die Aktivität von Dopamin-Beta-Hydroxylase in Gang zu setzen oder zu beschleunigen und danach wieder zu verlangsamen oder zu beenden, die ersten Vertreter der Blutgruppe Null zu erfolgreichen Jägern.
Das bedeutet aber auch, dass der Mensch der Blutgruppe Null eigentlich nicht mehr in unsere Zivilisation mit all ihrer Automati-

sierung, ihrem vielfältigen Informationsangebot und den vielen inaktiven Lebensanteilen passt. Der Mensch von heute muss nicht mehr jagen, allenfalls bei Aldi, wenn es Sonderangebote gibt.
Unsere Zivilisationsgesellschaft ist auch der Grund, warum wir Menschen so etwas wie Sport erfunden haben. Der Drang nach Bewegung und Wettkampf ist ein letztes Aufbäumen unserer entwicklungsgeschichtlichen Instinkte und Triebe.
Dr. D'Adamo hat in vielen seiner Publikationen unter Beweis gestellt, dass ein Wechsel der Ernährungsform und/oder ein Wechsel der Lebensgewohnheiten psychische wie körperliche Krankheiten schnell zum Verschwinden bringen kann. In einem seiner Bücher schreibt er:

»Fall Lydia, mittleres Alter, Blutgruppe 0: Depression geheilt. Antidepressiva nützen alle nichts (50 mg Fluoxetin, 400 mg Bupropion und 1600 mg Johanniskrautextrakt pro Tag). Das Absetzen des Johanniskrauts endet aber in einer tiefen Depression. Die Blutgruppendiät hat positive Folgen:
– in 5 Tagen kommt die erste seelische Aufhellung.
– nach 7 Tagen kommt der Wunsch nach Sport.
– und dann geht es nur noch besser und immer besser. Das Johanniskraut wird abgesetzt, das Übergewicht geht von alleine weg.« (D'Adamo, Richtig leben, S. 64).

»Fall Vera L., mittleres Alter, Blutgruppe 0: Depression geheilt.« Vera kommt mit Angstzuständen und Depression zu Dr. Peter D'Adamo. »Mit Blutgruppenernährung geht die Depression wie von alleine weg.« (Richtig leben, S. 68)

Die Blutgruppendiät bewirkt häufig ein Verschwinden depressiver oder ängstlicher Zustände. Menschen mit der Blutgruppe Null sollten, wie ihre genetischen Vorfahren, ihre Ernährung mit den Dingen vornehmen, die die Steinzeitjäger auch hatten: Fleisch, Fisch, Pilze, Nüsse, Wildgemüse, Blattsalate, Beeren. Eine vege-

tarische Ernährung ist für Menschen mit der Blutgruppe Null ungeeignet.
»Wenn Menschen der Blutgruppe 0 (›Jäger‹ mit täglichem magerem Bio-Fleisch) meinen, eine streng vegetarische Ernährung ohne Fleisch sei für sie gesund, dann geraten sie oft unbemerkt in eine seelische Depression. Wenn dann solche Blutgruppe-0-Vegetarier auf die Blutgruppenernährung umstellen, blühen sie jeweils regelmäßig neu auf.« (Richtig leben, S. 61)

Als ergänzende Strategie in meiner sehr erfolgreichen Angsttherapie rate ich den Menschen der Blutgruppe Null in jedem Fall dazu, eiweißreicher zu essen und neben Fleisch- und Fischverzehr insbesondere auch Sojaprodukte zu sich zu nehmen. Auch ich kann aus der Auswertung unzähliger Fälle nur Positives berichten. Neben einer Gewichtsreduktion und einer Verbesserung aller Blutwerte berichteten die meisten meiner Patienten über spontane Verbesserungen ihres seelischen Zustandes.

Ich empfehle Angstbetroffenen mit der Blutgruppe Null in jedem Fall eine natürlichere Art der Ernährung mit täglich Fleisch oder Fisch und anderen eiweißreichen Produkten. Die menschliche Genetik hat sich seit der Steinzeit nur unwesentlich verändert. Deshalb sollten wir so an unsere Umwelt angepasst sein, wie es unsere Vorfahren in der Altsteinzeit noch waren. Sie verbrachten viele Stunden am Tag in Bewegung, um ihre Nahrung zu erlegen oder zu suchen. Es dürfte auf der Hand liegen, dass neben falscher Ernährung und einem absoluten Bewegungsmangel auch eine falsche Anpassung an vermeintliche Lebensumstände zu unserem schlechten Gesundheitszustand beiträgt. Da es sicherlich anstrengender ist, einem Propheten zu folgen, der Sport fordert, als einem Propheten, der eine Pille bereithält, müssen Sie jetzt an diesem Punkt selbst entscheiden, ob Sie Ihr Leben verändern möchten. Raus aus der Angst heißt, eine relative Veränderung Ihres Lebens aktiv vorzunehmen.

Biologische Psychiatrie

Nach und nach beginnen namhafte Forscher damit, biologische Ursachen oder unsere falschen Lebensgewohnheiten als Ursache von psychischen Störungen zu identifizieren. Aufsehenerregend sind die Studien jüngster Zeit, die den Zusammenhang zwischen einem Mangel an bestimmten Fettsäuren und dem Auftreten von Depressionen nachwiesen.

Die Abteilung für biologische Psychiatrie des Hammersmith-Hospitals in London begann bereits vor Jahren, den Einfluss natürlicher Substanzen auf unser Gehirn zu untersuchen. Aufsehenerregende Studien wurden dabei mit einer ganz natürlichen Substanz gemacht – dem Fischöl.
Insbesondere bei manisch-depressiven Patienten konnte eine deutlich verlängerte symptomfreie Zeit zwischen dem Auftreten neuer depressiver oder manischer Schübe beobachtet werden. Placebokontrollierte Studien an depressiven Patienten erbrachten so bedeutungsvolle Ergebnisse, dass sie wegen des Erfolgs abgebrochen werden mussten: Bei den Studienteilnehmern, die Fischölpräparate bekamen, besserte sich die Symptomatik derartig stark, dass man den anderen Teilnehmern die Behandlung aus ethischen Gründen nicht länger vorenthalten wollte. In Israel wurde von Dr. Nemets und Kollegen eine Studie durchgeführt, bei welcher die Wirksamkeit des Fischöls bei emotionalen Störungen erforscht wurde. Die Hälfte einer Gruppe von Patienten, bei welchen bislang keine Therapie Erfolge gebracht hatte, erhielt täglich hohe Dosen von Fischöl. Eine Kontrollgruppe des gleichen Patientenguts erhielt lediglich Olivenöl, welches trotz seiner gesundheitsfördernden Eigenschaften eben keine Omega-3-Fettsäuren enthält, wie es bei Fischöl der Fall ist. Bei mehr als der Hälfte der Patienten, die Fischöl bekamen, verschwanden die Depressionen innerhalb von weniger als drei Wochen. Das war spektakulär,

denn keinem dieser Patienten hatte zuvor irgendeine medikamentöse Therapie geholfen.
Eine inzwischen erschienene Studie in England kam zu dem gleichen Ergebnis. Traurigkeit, Antriebslosigkeit und Ängste lassen sich durch die hoch dosierte Gabe von Omega-3-Fettsäuren deutlich bessern. Es gab weltweite Studien über die Wirkung der Omega-3-Fettsäuren auf psychische Erkrankungen. Darunter auch eine an der weltberühmten Harvard-University. Auch diese kam zu dem gesicherten Ergebnis, dass die hoch dosierte Einnahme der Omega-3-Fettsäuren zu einer Besserung von depressiven und aggressiven Symptomen führt.
Im Umkehrschluss zeigten Laboruntersuchungen von Menschen, die eher deprimiert waren, deutlich niedrigere Spiegel an Omega-3-Fettsäuren. Menschen, die grundsätzlich einen höheren Spiegel an Omega-3-Fettsäuren hatten, erkrankten gemäß all diesen Studien auch seltener an Depressionen oder sonstigen psychischen Störungen.
Die aufsehenerregendste Forschung in diesem Zusammenhang stammt jedoch von Dr. Puri.
Basant K. Puri ist Facharzt und Professor an der MRI Unit, Imaging Sciences Department, MRC Clinical Sciences Centre, Hammersmith Hospital und Leiter der Lipid Neuroscience Group, Imperial College, London. Puri führte einen 9-monatigen Versuch mit der Einnahme von Omega-3-Fettsäuren an einem schwer depressiven Studenten durch. Zu Beginn der Behandlung untersuchte Dr. Puri das Gehirn des Mannes mit allen zur Verfügung stehenden bildgebenden Verfahren, insbesondere die Hirnaktivitäten und den Hirnstoffwechsel. Nach 9-monatiger Einnahme der hoch dosierten Omega-3-Fettsäuren aus Fischöl stellte er verblüfft fest, dass das Gehirn des Patienten sich im Scanner deutlich anders darstellte, sich morphologisch verändert hatte. Die Membranen der Neuronen hatten sich deutlich verstärkt und waren strukturell verändert. Puri kam in einigen Studien zu dem Schluss, dass ein erniedrigter Spiegel an Omega-3-Fettsäuren starke Auswirkungen auf unsere Zellmembranen und das Gehirn hat. Puri

wurde auch bekannt durch seine Forschungen zum chronischen Müdigkeitssyndrom. Puri führt in seinen Forschungsergebnissen aus, wie die Omega-3- und auch Omega-6-Fettsäuren in unserem Organismus wirken. Fettsäuren spielen eine äußerst wichtige Rolle bei der Aufrechterhaltung der funktionsfähigen Struktur der Zellmembranen im gesamten Körper. Ohne ausreichend Arachidonsäure sowie Docosahexaensäure (DHA) werden die Zellmembranen verhärtet, und die geringere Beweglichkeit führt zu einer schlechteren oder fehlerhaften Funktion der Rezeptoren, die sich in den Membranen finden. Das wiederum bedeutet, dass die Kommunikation zwischen den Zellen, insbesondere den Gehirnzellen, deutlich beeinträchtigt ist. Vor allem die im Fischöl enthaltene Fettsäure EPA (Eicosapentaensäure) sei lebenswichtig.

Viele der z. B. im Fischöl enthaltenen Fettsäuren sind Vorstufen für die Bildung von Eicosanoiden. Das sind spezielle Hormone, zu denen zum Beispiel die Prostaglandine gehören. Sie sind an unglaublich vielen lebenswichtigen Prozessen beteiligt, wie der Blutgerinnung, der Blutdruckregulation, Entzündungsreaktionen, Schmerzen und beispielsweise Fieber. Relevant ist das Verhältnis der Fettsäuren zueinander. Omega-3- und Omega-6-Fettsäuren sollen im Verhältnis 1:1 eingenommen werden. In unserer modernen Zivilisationskost beträgt das Verhältnis aber leider 1:10.

Eine genauere Beschreibung dieser Substanzen würde wahrscheinlich den Rahmen dieses Buches sprengen. Dr. Puri stellte in seinen umfangreichen Forschungen fest, dass die hoch dosierte Einnahme von Fischölen auch einen günstigen Einfluss auf das ADHS-Syndrom (Aufmerksamkeits-Defizit-Störung) hat.
Alle diese Forschungen scheinen in ihrer Wirkung sehr spektakulär und sind weit entfernt von anekdotischen Einzelfallschilderungen. Dass diese Forschungsergebnisse bis heute nicht zu einer Behandlungsempfehlung seitens der Medizin führten, ist dem Umstand zuzuschreiben, dass die Pharmaunternehmen mit Fischöl, einer natürlichen Substanz, keinerlei Geld verdienen können,

was es lohnen würde, Forschungen zu finanzieren. In Ländern, in welchen die Menschen sich von jeher überwiegend von Fisch ernähren, sind Depressionen beispielsweise deutlich seltener anzutreffen als in Deutschland oder Frankreich. Wussten Sie, dass in Japan Depressionen 12-mal seltener sind als bei uns?

Aus den Forschungen am Hammersmith-Hospital lässt sich die dringende Empfehlung an alle Menschen ableiten, die an psychischen Problemen leiden, regelmäßig ein hoch dosiertes Fischölpräparat zu sich zu nehmen.
Versuchen Sie es und nehmen Sie regelmäßig ein Präparat mit Omega-3- und Omega-6-Fettsäuren zu sich. Als angenehmer Nebeneffekt werden sich Ihr Stoffwechsel und Ihr allgemeines Wohlbefinden ebenfalls verbessern.

Ein Ausflug zu unseren Vorfahren

Welch gravierender Unterschied bestand doch zwischen unserem heutigen Leben und dem Leben, für das wir biologisch ausgerüstet sind. Zu der Zeit, als der Mensch in seiner jetzigen Evolutionsform als Homo sapiens entstand, lebte er um die großen Seen Ostafrikas verteilt. Dort gab es ein Nahrungsangebot aus Fisch und Schalentieren. Diese frühe Ernährungsform sehen Forscher heute als entscheidend für die evolutionäre Entwicklung des menschlichen Gehirns bis zum heutigen Tag an. Wir wissen noch recht wenig über die Lebensgewohnheiten der frühgeschichtlichen Menschen. Es existieren jedoch genügend Zeitzeugnisse aus der Jungsteinzeit und auch aus der Altsteinzeit, die vor etwa 20.000 Jahren endete.

Die nachfolgende kleine spannende Alltagsgeschichte aus der Steinzeit mag Ihnen eine Vorstellung davon geben, wie wir früher lebten.

Uma

Bodennebel mischt sich mit dem Rauch des langsam ausglühenden Feuers über dem kleinen Lager in der Talsenke. Es ist ungemütlich kalt. Die Männer, die um das nahezu abgebrannte Feuer sitzen, schauen prüfend und witternd in den Himmel. Es wird bald Schnee geben. Uma, der Anführer, ein großer Kerl von etwa 30 Jahren, schüttelt sein langes blondes Haar. Er schwingt bedeutungsvoll in der rechten Hand eine Kupferaxt mit einem Eibenholzstiel. Die Männer reden aufgeregt. Sie sind zu aufgeregt, als dass sie frieren könnten. Uma nickt einem älteren Mann zu. Dieser kramt eine Schale hervor, die aus einem menschlichen Schädel besteht. Uma gibt einige kleine Steine hinein und murmelt einige Worte. Der Ältere hält die Schale in die Höhe, schaut beschwörend redend auf die Schale. Die anderen Männer schweigen und schauen gespannt dem Zeremoniell zu. Uma hält seine Kupferaxt in den Himmel, so als ob er sich göttlichen Beistand für seinen Plan erbitte. Die anderen Männer tun es ihm gleich. Eine gespenstische Stille liegt über dem kleinen Zeltdorf. Etwa 8-9 Tipi-artige Zelte aus Ästen und Birkenrinde sind im Morgennebel auszumachen. Man hört leise Frauen- und Kinderstimmen aus den Zelten. Ein anderer aus der Horde nimmt ein Gefäß aus Birkenholz und füllt vorsichtig einige glühende Holzstücke aus dem Feuer hinein. Uma gibt den Männern ein Handzeichen. Nahezu synchron erheben sie sich, nehmen Speere und Äxte und setzen sich in Bewegung. Die Szene hat etwas Bedrohliches. Die Männer sind entschlossen, ihren Plan heute auszuführen. Ein Fußweg von etwa zehn Kilometern liegt vor ihnen. Uma führt sie entschlossen an. Fast schweigend und in einem schnellen Tempo marschieren die Männer bergan. Die Horde besteht aus Uma, dem Anführer, Yari, dem Medizinmann, und sechs anderen kräftigen Männern, der jüngste kaum 20. Der Morgennebel lichtet sich und man kann in die entschlossenen Gesichter der Männer schauen. Mehr als zwei Stunden marschieren Sie fast schweigend. Uma bleibt plötzlich stehen und hebt seine Axt. Die Männer folgen diesem stummen Kommando und bleiben wie angewurzelt stehen. Nicht das geringste Geräusch ist zu hören. Die Männer schweigen und sind aufs Äußerste angespannt. Uma hält seine Nase in den Wind, prüft die Windrichtung, so als ob er Witterung von etwas aufnähme. Dann teilt er die Männer mit kurzen Handbewegungen ein. Die Horde trennt sich und marschiert lautlos und geschmeidig eine kleine Anhöhe hinauf. Ein kleiner Eichenhain steht auf dem Hügel. Bedächtig und lautlos nähern sich die Männer von beiden Seiten der Baumgruppe. Zwischen den kleinen Bäumen ist ein dunkles Felsgebilde zu erkennen, eine Höhle und darin das Objekt ihrer Begierde. Ursus arctos – der Braunbär. Tagelang hatten Umas Männer seine Fährte verfolgt, bis sie ihn zum ersten Mal sahen. Ein mittelgroßer, ungefähr 6 Zentner schwerer Braunbär. Am Wildbach unten im Tal fischte er wohl zum letzten Mal vor dem Schneeeinbruch Salme, um dann in die Winterruhe in jene kleine Höhle in den Bergen zu trotten. Umas Männer verfolgten ihn damals bis genau hierher. Mehrmals waren sie hier, prüften die Umstände, die Richtung des Windes ... Die Männer sind aufs Äußerste erregt, kommunizieren lautlos, nur noch über Handbewegungen, Kopfbewegungen und Blicke. Sie beginnen mit ihrem Plan. Umas Herz schlägt schneller, als Sar die mitgebrachte Rinde und die Birkenholzstückchen entzündet. Sie platzieren dieses kleine Feuer mitten im Eingang der Höhle. Der Wind steht günstig und bläst erste Rauchschwaden ins Innere der Höhle. Uma bedeutet Sar mit Handbewegungen, das Feuer klein zu halten. Sie brauchen nur etwas Rauch. Der Rauch wird stärker, die Männer immer aufgeregter. Uma nimmt einige Reitgrasbüschel, die die Männer von unten mitgebracht haben, und wirft sie auf das kleine Feuer. Die federartigen Rispen brennen sofort lichterloh. Das Feuer wird lodernd hell. Die Männer hören Geräusche aus der Höhle. 20 Sekunden vergehen, bis der junge Braunbär sich dem Höhleneingang nähert. Laut drückt er Luft durch seine Nase, niesähnliche Geräusche dringen zu den Männern. Die Reitgrasbüschel sind abgebrannt. Nur Rauch steigt noch auf. Wütend, aber sehr vorsichtig nähert der Bär sich dem Höhleneingang. Umas Herz schlägt im Stakkato. Stresshormone schießen in seine Blutbahn. Es gibt jetzt kein Zurück mehr, der Plan muss durchgeführt werden. Der Bär versucht durchzubrechen, das verlöschende Feuer macht ihm Angst. In jenem Moment, in dem er schnell auf allen Vieren laufend aus dem Höhleneingang herauskommt, trifft ihn Umas Speer an der linken Flanke. Der Bär brüllt und wendet sich seinem Angreifer zu. Im gleichen Augenblick prasseln die Speere der anderen Männer auf ihn ein. De Bär richtet sich auf, gurgelnde Laute entweichen seinem weit geöffneten Maul. Sar, der jüngste der Männer, springt los, nähert sich dem Bär bis auf eineinhalb Meter. Im gleichen Augenblick, in dem sein Speer in die Brust des Braunbärs eindringt, erwischt dieser ihn mit der Pranke an der Schulter. Beide gehen zu Boden. Blut schießt aus Sars Oberarm. Die Krallen des Bären haben einen großen Fleischfetzen aus Sars Oberarm gerissen. Alle anderen Männer nähern sich der Szene. Der Bär liegt regungslos auf dem Boden. Sar schaut stumm auf das Blut, das an seinem Oberarm herunterrinnt. Nachdem Uma sich davon überzeugt hat, dass der Bär tot ist, wendet er sich Sar zu. Er schaut ihn wütend an. Es war nicht ausgemacht, dass der Jüngste sich hier zum Helden macht. Sar schaut betreten und unterwürfig zu Boden. Einer der älteren Jäger eilt herbei. Aus einem Lederbeutel nimmt er Scheiben des getrockneten Birkenporlings und legt sie auf die Wunde. Uma reißt Grasbüschel heraus und beginnt damit Sars Wunde zu verbinden. Das Blut rinnt an Sars Arm herunter. Uma stellt mit dem Gras einen Druckverband her. Sar hat Glück, denn kein größeres Blutgefäß wurde von dem Schlag der Bärentatze zerrissen. Das hätte Sars sicheren Tod bedeutet. Die übrigen Männer beginnen damit, kleine Birkenstämme zu schlagen. Uma gesellt sich zu ihnen. Er ist der Einzige, der eine Kupferaxt besitzt. Die Kupferaxt unterstreicht seine Stellung als Führer der Horde. Alle anderen nehmen ihre Steinäxte, um die kleinen Birkenstämme zu fällen. Der Tag neigt sich seinem Ende

zu, als die Männer aus Stämmen und Ästen eine Tragevorrichtung hergestellt haben, um den Bär in ihr Dorf zu schleppen.
Die Männer schlagen ein Nachtlager auf, denn in der Dunkelheit werden sie den Bären nicht mehr in ihr Dorf schaffen können. Einer der Jäger nimmt Feuerstein, Pyrit und etwas wertvollen Zunderschwamm aus einem kleinen Beutel und beginnt Funken zu schlagen. Schon bald hat er etwas Glut. Der glühende Zunder wird in ein trockenes Grasbüschel eingepackt und dieses in der Luft herumgewirbelt, bis endlich eine Stichflamme herausschlägt. Der Jäger ist routiniert. Es ist zum Glück trocken, und bei solch einem Wetter schafft er es leicht, in fünf Minuten ein Feuer zu erzeugen. Die Männer beginnen damit, den toten Bären zu öffnen und einige Fleischstücke abzutrennen, die sie unter sich aufteilen. Nach einer Stunde essen sie zufrieden und schlafen einen kurzen tiefen Schlaf bis zum Morgengrauen. Sie brauchen Kraft für den beschwerlichen Marsch zurück in ihr Dorf …

Alltagsleben

Einen solchen »Stress« wie in unserem vorherigen Beispiel werden Sie wohl in Ihrem Alltag in solch komprimierter Form nur selten erleben, es sei denn, Sie arbeiten bei der GSG9 oder der Feuerwehr oder Sie laufen jeden Tag Marathon.
Ich bin mir aber sicher, dass Ihr »kleiner Stress« mit ständigen Aufregungen und einer ständigen Daueranspannung eher gesundheitsschädlich ist, als es der Stress der Steinzeitmenschen war, auf welchen eine starke Entspannung erfolgte. Der Dauerstress, welchen wir heute erleben, wenn wir gereizt auf der blockierten Autobahnspur fahren, irgendwo im Stau stehen, nervige Kunden oder Kollegen ertragen, sorgt für einen ununterbrochenen hohen Muskeltonus und eine starke sympathikotone Anspannung. Das Nervensystem erlebt gewissermaßen nicht die großen Amplituden von Anspannung und Entspannung, wie es die Steinzeitjäger erlebten, sondern steht unter Dauerspannung. Auch in unserer

Freizeit kommt es nicht mehr zu der natürlichen Entspannung. Wir schauen fern und erregen uns dabei weiter. Wir surfen, schreiben E-Mails, telefonieren. Es kommt zu keiner wirklichen Entspannung mehr. Wir sehnen uns oft nach einem Tag im Garten am Grill … Kennen Sie das schöne Gefühl zu grillen, die Füße hochzulegen und völlig mit sich in Frieden zu sein? Das ist die Entspannung, die die Steinzeitjäger noch kannten, wir aber weitgehend verlernt haben. Hören Sie öfter einmal in sich hinein und werden Sie ab und zu mal wieder ein Steinzeitmensch. Das meint ganz einfach, dass Sie nach einer Anspannung auch eine Entspannung folgen lassen sollten. Feierabend sollte für Sie auch »Ruhe« bedeuten und nicht etwa die zweite Schicht zuhause. Sie sollten selbst aktiv Entspannung praktizieren. Das ist der erste Weg heraus aus der Angst.

Prävention

Unsere moderne Medizin ist eine reine Reparaturmedizin. Prävention kennen wir erst seit wenigen Jahren und kaum ein Mensch hält sich daran. Wir sprechen von Kosten im Gesundheitssystem und meinen ein Krankheitssystem, welches wir selbst erzeugen und unterhalten. Wir wissen, dass z. B. Rauchen unser Leben erheblich verkürzt und zu schweren Leiden führt. Wir rauchen trotzdem und verschaffen uns ein halbwegs gutes Gefühl durch öffentliche Rauchverbote und völlig sinnlose Hinweise auf Zigarettenschachteln, dass Rauchen tötet. Der Staat kassiert die enorme Tabaksteuer, die Mehrwertsteuer und die Körperschaftssteuer oder Zölle von den Zigarettenfabrikanten. Er hat also kein Interesse daran, dass wir mit dem Rauchen aufhören. Nicht anders geht es mit den ernährungsbedingten Krankheiten wie Übergewicht und Diabetes. Betroffene gehen in die Offensive und schreiben Bücher wie: »Ich bin rund, na und«, und propagieren Lebensfreude statt Enthaltsamkeit.

Lebensqualität, die wir so sehr für uns reklamieren, findet aber doch auf allen Ebenen statt. Eine der wichtigsten Voraussetzungen überhaupt, um Lebensqualität zu haben, ist die Gesundheit. Sie können es drehen und wenden, wie Sie wollen: Wollen Sie aus Ihrer Angststörung heraus, müssen Sie ab heute etwas tun. Sie müssen aktiv werden. Es helfen keine Ausreden und kein Selbstbetrug. Es geht nur mit Eigenverantwortung, Überzeugungskunst gegenüber sich selbst, Disziplin und Durchhaltevermögen. Wie wir inzwischen aus unzähligen Studien wissen, welche sich mit neuen Ansätzen bei der Behandlung von Depressionen beschäftigen, hilft Bewegung gegen psychische Leiden am allerbesten.

Bewegung

Neben der Ernährung spielt also Bewegung eine ganz außerordentlich wichtige Rolle im Kampf gegen die Angsterkrankung.
Die Ergebnisse einer jüngst in den USA durchgeführten Studie fasst Matthew Herring, der erste Autor der Studie und Doktorand in der Abteilung Kinesiologie (Bewegungslehre) am College of Education der University of Georgia, so zusammen:

»Unsere Studienergebnisse sind ein weiterer Beitrag zu der immer größeren Anzahl von Studien, die zeigen, dass körperliche Betätigung wie Laufen oder Kraftsport die möglicherweise beste Medizin ist, die Ärzte ihren Patienten zum Abbau von Ängsten verschreiben können.«
Herring betont, dass zwar die Bedeutung von Sport bei der Behandlung von Depressionssymptomen gut untersucht ist, der Einfluss von regelmäßigem Sport auf Angstsymptome hingegen bislang wenig beachtet wurde.
In 90 Prozent der analysierten Studien hatten die Patienten in der Sport treibenden Gruppe schwächere Angstsymptome (wie Sorgen, Befürchtungen und Nervosität) als Patienten in der Kontroll-

gruppe. Also Sport als fast beste Medizin gegen Angst – unabhängig von der Art der chronischen Erkrankung

Bereits in meinem ersten Buch über Angst, »Das Angst-Schema« (2003), stellte ich die These auf, dass Sport die beste Medizin gegen Panikattacken und Angststörungen sei. Tausende Leser meines Buches begannen damit, zu laufen, Rad zu fahren oder besorgten sich Trimmräder. Der Erfolg war überwältigend. Die Rückmeldungen, die ich erhielt, waren zu mehr als 90 Prozent positiver Natur. Nur ganz wenige Menschen erlitten beim oder nach dem Sport leichte Panikattacken. Bei den meisten trat das ein, was ich erwartet hatte. Nach einer Stunde Ausdauertraining verschwanden die Angstgefühle für einen ganzen Tag. Nach ein bis zwei Wochen Ausdauertraining reduzierten sich Panikattacken um mehr als die Hälfte. Neben den positiven Auswirkungen des Sports auf Angsterkrankungen berichteten mir meine Leser auch davon, dass sie allgemein viel gesünder seien.

Die ausführliche Anleitung, ein sportliches Ausdauertraining gegen Angst und Panikstörungen aufzubauen, können Sie im Buch »Das Angst-Schema« nachlesen.

Zusammenfassend möchte ich feststellen: Die Normalisierung des Lebens hin zu einer natürlichen Lebensart, so wie sie unsere Vorfahren hatten, wirkt Wunder im Kampf gegen alle psychischen Erkrankungen. Das gilt in besonderem Maße für Menschen der Blutgruppe Null, die überzufällig häufiger von Angststörungen heimgesucht werden als andere.

Natürlich haben Menschen mit den anderen Blutgruppen – wie z. B. der Blutgruppe A – ebenfalls bestimmte psychische Erkrankungen. Beispielsweise erscheinen Menschen mit der Blutgruppe A häufiger mit Zwangserkrankungen in den Praxen.

Dr. D'Adamo beschreibt in seinen Werken, die er über mehrere Jahrzehnte erarbeitet und publiziert hat, für jede Blutgruppe eine spezifische Ernährung, um wieder gesund zu werden. Mein Rat an

Sie, lieber Leser: Beschäftigen Sie sich einmal mit dem Thema Blutgruppendiät. Sie finden im Internet unzählige Seiten darüber.

Neueste Forschungsergebnisse

CO_2 als Ursache

In der Studie des niederländischen Wissenschaftlers Eric Griez an der Universität Maastricht wurde kürzlich festgestellt, dass bereits bei gesunden Menschen erhöhte CO_2-Konzentrationen in der Atemluft Panikattacken auslösen können.

Kohlendioxid – also CO_2 – ist ein geruchloses Gas, welches mit einem Anteil von etwa 0,04 % in unserer Atemluft vorkommt. In dieser Konzentration ist es absolut unschädlich für unseren Organismus. Bei Volumenkonzentrationen von 3-5 % beginnt man schneller zu atmen. Kohlendioxid entsteht bei der oxidativen Verbrennung kohlenstoffhaltiger Stoffe in Verbindung mit Sauerstoff, aber auch im Organismus der meisten Lebewesen bei der Zellatmung. Es ist ein Stoffwechselprodukt, das der Körper nicht weiter verwenden kann. Über die Atmung wird es an die Umwelt abgegeben. Pflanzen und manche Bakterien wandeln Kohlendioxid in Biomasse um. Bei der Fotosynthese entsteht aus CO_2 und Wasser Glucose.

Wie kann nun dieses CO_2 bei manchen Menschen Panikattacken hervorrufen?
Das wissenschaftliche Team um Eric Griez ließ 64 gesunde Testpersonen Luft mit zunehmendem CO_2-Gehalt einatmen. Die Testpersonen sollten auf einer Skala ihre Befindlichkeit hinsichtlich Angst und Unwohlsein angeben. Die Auswertung zeigte, dass mit

zunehmender CO_2-Konzentration der Atemluft auch die Angstempfindungen bei den Probanden zunahmen.

Auch die psychosomatische und psychotherapeutische Abteilung des Universitätsklinikums Erlangen (Leiterin: Prof. Dr. Martina de Zwaan) hat seit 2009 ähnliche Testreihen durchgeführt.
Auch hier lautete die Grundannahme und die Erkenntnis aus den laufenden Studien, dass Patienten mit Panikattacken eine stärkere Empfindlichkeit für CO_2-Veränderungen im Gehirn haben. Diese Empfindlichkeit soll möglicherweise spezifisch für Patienten mit Panikattacken sein. Patienten mit anderen Angsterkrankungen oder Depressionen würden darauf weniger stark reagieren. Auch gesunde Testpersonen würden darauf viel weniger stark reagieren. Da sich CO_2-Veränderungen im Gehirn bereits durch gezielte Atemmanöver wie z. B. Luftanhalten und Hyperventilation hervorrufen lassen, nimmt man an, dass Hyperventilation bei Menschen mit Panikstörungen eine solche Reaktion hervorrufen kann.

Die Versuche an den beiden großen Universitäten waren in dieser Hinsicht relativ signifikant, sodass sich ein Zusammenhang zwischen CO_2-Konzentration der Atemluft und dem Ausbruch einer Panikattacke herleiten lässt. Das mag vielleicht nicht auf alle Panik-Betroffenen zutreffen und vielleicht auch nur eine ergänzende Ursache sein, aber es ist beachtlich.

Die Annahme der Wissenschaftler vermag uns letztendlich aber wieder den kausalen Zusammenhang psychischer Störungen mit körperlichen und Stoffwechselveränderungen deutlich machen.

Für Panik-Betroffene sollte dies aber in erster Linie bedeuten, Hyperventilation zu vermeiden. Nein, bitte jetzt nicht Ihre Atmung kontrollieren! Denn diese Kontrolle ist ja bereits der Grund für die Hyperventilation. Sensibilisieren Sie sich lieber dafür, die Zeichen für Hyperventilation frühzeitig zu erkennen.

Hyperventilation

Stress, Hektik, übergroße Aufregung, schnell kann es passieren, dass ein Mensch glaubt, keine Luft mehr zu bekommen, nicht mehr atmen zu können. Es entsteht ein panischer Lufthunger und der Betreffende versucht immer tiefer und schneller zu atmen, in der Annahme, er habe ein Sauerstoffdefizit.
Diese übersteigerte Atmung nennt man Hyperventilation.
Hierüber wurden ganze Regalreihen voller Bücher geschrieben. Ich werde auf die richtige Atmung in diesem Buch noch gesondert eingehen. Beim chronischen Hyperventilationssyndrom, das beim Betroffenen überraschend häufig unbemerkt bleibt, wechselt das Atmungsmuster des Betroffenen meist von beschleunigter tiefer Atmung mit zeitweisen Seufzern und zusätzlichen tiefen Atemzügen zu andauernder deutlich schneller tiefer Atmung. Die Betroffenen klagen häufig darüber, zu wenig Luft zu bekommen, gähnen, sind ermüdet und machen sich oft Sorgen um vermeintliche Herzprobleme. Hinzugezogene Ärzte deuten dieses Hyperventilationssyndrom nur dann richtig, wenn es zu den ausgeprägtesten und selten vorliegenden Symptomen wie z. B. einer Verkrampfung der Hände kommt. In Verbindung mit der Patientenangabe, dass es um den Mund herum kribbele, bemerkt der Behandler dann doch schnell, dass ein Hyperventilationssyndrom vorliegt. Leider sind die Behandler aufgrund mangelnder Zeit nicht in der Lage, während eines ausführlichen Patientengesprächs auch eine mit weniger deutlichen Symptomen verbundene Hyperventilation des Patienten zu diagnostizieren. Hierzu bedarf es eigentlich nur einer intensiven Beobachtung des Patienten.
Die chronisch ausgeprägte Hyperventilation führt unter anderem zu Schwindel und Angstgefühlen, die ihrerseits weitere Alarmreaktionen des Körpers hervorrufen und in eine Panikattacke mit einer komplett ausgebildeten Symptomatik übergehen können.
Durch die während der Hyperventilation schnellere und tiefere Atmung wird mehr Kohlendioxid abgeatmet, und das führt zu

einem Anstieg des pH-Wertes im Blut. Dadurch verschlechtert sich die Durchblutung beispielsweise an den Händen und Füßen und im Gehirn. Symptome sind u. a. auch Kopfschmerzen, Nervosität und Schwindel oder kalte, feuchte Haut. Es kommt zu unterschiedlichen Stoffwechselreaktionen wie z. B. einer Veränderung der Elektrolytkonzentrationen im Blut. Hiervon ist auch das Kalzium betroffen, und das führt zu einer Übererregbarkeit der Muskulatur bis hin zu Muskelkrämpfen, beispielsweise zur sogenannten Pfötchenstellung der Hände. All das sind Symptome einer Hyperventilation. Außerdem treten als Symptome Gefühlsstörungen wie Kribbeln, Ameisenlaufen oder Zittern auf. Normalisiert sich die Atmung wieder, sind alle Veränderungen und Störungen rückläufig.

Was nun ein Zuviel oder ein Zuwenig an CO_2 in der Atemluft auslöst und inwieweit bei Ausbruch von Panikattacken ein Zuviel an CO_2 kausal sein kann, entzieht sich eindeutigen Nachweisen. Die Forschungen über die CO_2-Beteiligung an Panikattacken sind nicht sehr umfangreich, die Kontrollgruppen sehr klein. Forschungen, die keine Entwicklung eines hochpreisigen Medikamentes zur Folge haben, kämpfen eben oft mit Interesse- und Finanzproblemen.

Über die richtige Atmung und Notfalltipps bei einer Hyperventilation habe ich bereits sehr viel in meinem Standard-Ratgeber »Das Angst-Schema« geschrieben.
Vereinfacht auf einen Nenner gebracht lässt sich hier ergänzend nur der simple Tipp geben:

Wenn Sie Luftnot spüren, dann atmen Sie viel länger aus: etwa dreimal so lange ausatmen wie einatmen. Sie werden sehen, dass nach spätestens ein, zwei Minuten der Unruhezustand vergeht und Sie wieder zu einer besseren Atmung finden werden.
Ursächlich für die Hyperventilation sind die starke Anspannung und das übergroße Kontrollbedürfnis. Sie benötigen mehr Ent-

spannung, autogenes Training, Sport, Yoga und andere hilfreiche körperorientierte Maßnahmen. In meiner Praxis behandle ich solche Hyperventilationssyndrome mit einer einzigen hypnotherapeutischen Sitzung. Das bringt im Regelfall eine erhebliche Verbesserung.

Neueste Studien

Die deutsche Bundesregierung finanziert im Jahre 2011 und 2012 mehrere Forschungsprojekte, die sich mit Angst und Panik beschäftigen – wahrscheinlich nicht zuletzt aus dem Grund, dass man angesichts von inzwischen rund zehn Prozent Angstbetroffenen in der Gesamtbevölkerung einen gewissen Handlungsdruck verspürt. Die meisten der Studien beschäftigen sich mit verhaltenstherapeutischen Ansätzen oder einer besonderen Expositionstherapie. Diese habe ich hier aus den bereits geschilderten Gründen undokumentiert gelassen, denn meines Erachtens bringt ein rein verhaltenstherapeutisches Herangehen bei Angststörungen definitiv nichts.

Ein Forschungsprojekt der Charité in Berlin möchte ich dennoch hier erwähnen: Bei diesem Projekt handelt es sich um eine vom Bundesministerium für Bildung und Forschung geförderte Studie, welche an zwei Standorten in Berlin (Charité und Humboldt-Universität) durchgeführt wird. Erst seit kurzer Zeit weiß man in Forschungskreisen, dass D-Cycloserin, ein altbewährtes Antibiotikum, nicht nur zur Behandlung von Infektionskrankheiten hilft. In seiner Eigenschaft als indirekter N-Methyl-D-Aspartat-(NMDA)-Rezeptor-Agonist unterstützt diese Substanz Lernprozesse und kann somit auch das Verlernen von Angst fördern. Bei Patienten mit Panikstörung, Höhenphobie und Sozialphobie wurde bereits gezeigt, dass D-Cycloserin den Effekt einer Expositionstherapie deutlich verbessern konnte.

Die gegenwärtige Studie hat das Ziel, zu untersuchen, ob D-Cycloserin auch bei Patienten mit Agoraphobie den Erfolg einer

Expositionstherapie verstärken kann. Auch in dieser Studie wird der Therapieerfolg mithilfe verschiedener Fragebögen und Interviews wiederholt erfasst. Die Ergebnisse der Studie können dazu beitragen, das Wissen über die Agoraphobie zu erweitern und v. a. die Behandlung für die betroffenen Patienten noch weiter zu verbessern. (Quelle: Angstambulanz, Charité Berlin)

Auch am Max-Planck-Institut für Psychiatrie in München forscht man seit Jahren fieberhaft an der Entwicklung neuer Strategien gegen die Volkskrankheit Angst.
Wissenschaftler des Max-Planck-Instituts hoffen, Angstpatienten bald sehr viel gezielter helfen zu können. In einer Studie mit Mäusen wiesen sie nach, dass ein Nasenspray mit einem jüngst entdeckten Wirkstoff Neuropeptid S (NPS) Panik deutlich mildern kann. Die Aminosäureverbindung NPS nehme Einfluss auf Gehirnareale, welche für Ängste und Panikattacken zuständig seien. Im Rahmen der Untersuchung verabreichten die Wissenschaftler unter Leitung von Ulrike Schmidt Mäusen über die Nasenschleimhaut die Substanz NPS. Bereits eine halbe Stunde später erreichten geringe Mengen des Peptids das Gehirn der Mäuse. Vier Stunden darauf setzte die Wirkung ein: Die Mäuse zeigten sich tatsächlich deutlich weniger ängstlich. Im Hippocampus, einer wichtigen Gehirnregion für Lernen und Gedächtnis, konnten die Wissenschaftler veränderte Nervenaktivitäten messen. Nasenspray soll Panikattacken verhindern. Ob aus den Studienergebnissen irgendwann die Entwicklung eines Medikamentes erfolgen könne, stehe aber nach Auskunft der Forscher noch nicht fest.

Biosubstanzen gegen Ängste

Als interessante Biosubstanz zum Einsatz gegen Angst und insbesondere die damit verbundenen vegetativen Erregungszustände kann eine natürliche Substanz eingesetzt werden, das Arginin.

Arginin ist eine von 20 Aminosäuren, die in allen natürlichen eiweißhaltigen Nahrungsmitteln vorkommt. Arginin hat von allen Aminosäuren den höchsten Gehalt an Stickstoff. Arginin bildet beim Menschen die Vorstufe des Botenstoffs Stickstoffmonoxid (NO). Dieses Gas führt zu einer Erweiterung der Blutgefäße, weil es die Gefäßmuskulatur entspannt. Dadurch kommt es zu einem moderaten Blutdruckabfall.

Insbesondere Menschen, die sich leicht aufregen, bereits morgens erregt und mit Herzklopfen erwachen, können von einer Arginin-Einnahme profitieren.

Normalerweise können wir über die tägliche Nahrungszufuhr genügend Arginin bilden. Der erwachsene Mensch nimmt täglich etwa 5 Gramm an Arginin zu sich.

Therapeutisch wird Arginin in etwas höheren Dosierungen eingesetzt. In einer großen Studie in den USA erhielten Patienten mit einer speziellen Erkrankung des Herzens – einer sogenannten Prinzmetal-Angina, bei welcher sich die kleinen Gefäße des Herzens verkrampfen – Dosen von 9 Gramm Arginin täglich. bei der überwiegenden Anzahl der Betroffenen besserte sich die Symptomatik. Die Blutgefäße entspannten sich und der emotionale Stress, der zuvor für Aufregung und Verkrampfung führte, blieb ohne diese Folgen. Da eine erhöhter nervlicher Anspannungstonus, der sogenannte Sympathikustonus, für die Engstellung der Blutgefäße verantwortlich ist, diskutiert man auch eine direkte

Wirkung des Arginins in Hinsicht auf die Abschwächung des Sympathikustonus.

Bei Stress besteht häufig ein höherer Arginin-Bedarf. Stress erzeugt einen erhöhten Sympathikustonus, also u. a. einen hohen Puls und Blutdruck, was eine stärkere Beanspruchung der Blutgefäße zur Folge hat. Das aus Arginin gebildete Stickoxid (NO) ist eine gefäßerweiternde Substanz und kann Schäden in den Blutgefäßen verhindern. Bei Stress werden außerdem vermehrt Sauerstoffradikale gebildet, die den Abbau von NO beschleunigen.

Für die Angstbetroffenen, welche eine hohe Grundanspannung und einen normalen bis eher zu hohen Blutdruck haben, kann also eine zusätzliche medikamentöse Zufuhr von Arginin sinnvoll sein. Aminosäuren wurden bereits in mehreren klinischen Studien mit Angstbetroffenen erprobt.

Im amerikanischen »Nutritional Journal« wurde jüngst eine Meta-Studie veröffentlicht. In einigen der aufgeführten Studien bekamen Patienten eine Kombination von Arginin und Lysin. Lysin ist eine weitere wichtige Aminosäure und gilt als partieller Serotoninrezeptor-4-Antagonist. Bei Stress unterbindet Lysin vereinfacht gesagt manche Informationsprozesse zwischen Gehirn und Darm, wodurch der Blutcortisolspiegel sich auf einen normalen Wert einpendelt.

Die Kombination von Arginin mit Lysin verbesserte in zwei Studien die Regulation des Stresshormons Cortisol.
Die Teilnehmer einer Studie konnten nach einer kurzen Einnahmezeit signifikant besser mit Stress umgehen. Wissenschaftler diskutieren, dass bei ängstlichen Personen ein Stresshormon-Regulations-Defizit vorliegen könnte. Dieses Defizit konnte in den Studien durch die Kombination von Arginin und Lysin gebessert werden.

Die Wissenschaftler der Global Neuroscience Initiative Foundation, Los Angeles, welche die Meta-Studie publizierten, bewerteten die Kombination aus Lysin und Arginin als effektiv zur Verminderung von Angstsymptomen ohne bekannte Nebenwirkungen.

Arginin hat als Bestandteil der Nahrung eine große therapeutische Breite. Allzu schnell können Sie sich damit nicht vergiften. Wenn Sie unterhalb von 10 Gramm täglicher Zufuhr bleiben, werden Sie erfahrungsgemäß überhaupt keine unerwünschten Wirkungen oder gar Nebenwirkungen spüren.

Aminosäuren finden Sie in hohen Dosierungen in Sportlereiweißen, wie z. B. Bodybuilder sie häufig einnehmen. Arginin erhalten Sie auch als Liquid, d. h. in flüssiger Form in einer Literflasche im Sporternährungshandel. Meist ist ein Dosierbecher dabei, mit welchem Sie eine Tagesdosis von ungefähr 6,5 Gramm Arginin abmessen können.
Auch Lysin erhalten Sie im Sportnahrungsbedarf, in Apotheken als Kapseln und auch im Internet.
Lysin wird eine anti-depressive Wirkung und Verminderung der Stressanfälligkeit durch viele Studien bescheinigt. Lysin trägt außerdem zum Schutz der Gefäßwände gegen Verkalkungen bei und wirkt sich gegen Alterserscheinungen des Körpers aus.

Eine im Juni 2005 im Journal »Nutritional Neuroscience« veröffentlichte Studie ergab, dass gesunde Probanden nach einer 10-tägigen Einnahme von je 3 g Lysin und 3 g Arginin bei der Aufgabe, öffentlich eine Rede zu halten, deutlich weniger Stressreaktionen und deutlich weniger Angst zeigten als Personen, welche diese Kombination nicht eingenommen hatten.

Man geht davon aus, dass Lysin diese Wirkung im Wesentlichen durch einen Einfluss auf Serotonin-Rezeptoren im Gehirn entfaltet. Es wirkt dabei als ein Antagonist (d. h. regulierender Gegenspieler), ganz ähnlich wie viele der heutzutage verschriebenen Antidepressiva – jedoch ohne deren Nebenwirkungen.

Dass verschiedene Aminosäuren einen positiven Effekt auf psychische Erkrankungen haben, wissen wir bereits seit Jahrzehnten. Die Substanz L-Tryptophan, eine essentielle Aminosäure, gilt als natürliches Antidepressivum.

L-Tryptophan wird in seiner Wirkung oft als stimmungsaufhellend, beruhigend und gewichtsreduzierend beschrieben.
Die stimmungsaufhellende Wirkung von L-Tryptophan beruht wahrscheinlich auf der Tatsache, dass L-Tryptophan im Körper zu Serotonin umgewandelt wird. Wir wissen, dass durch einen erhöhten Serotoninspiegel die Stimmung aufgehellt und Depressionen gelindert werden können. In höheren Dosierungen soll L-Tryptophan als leichtes Schlafmittel wirken. Heilpraktiker setzen L-Tryptophan auch bei leichteren Depressionen ein.

Auch L-Tryptophan erhalten Sie sowohl über Apotheken als auch im Internet.

Die positive Wirkung der Aminosäuren auf psychische Erkrankungen lässt folgenden Schluss zu: Menschen mit einem zu niedrigen Spiegel der lebensnotwendigen Aminosäuren leiden möglicherweise eher an psychischen Erkrankungen.

Wenn Sie möchten, beschäftigen Sie sich mit der überaus positiven Wirkung der Aminosäuren auf Stress, Ängste und Depressionen. Sehr viele kostenlose Informationen erhalten Sie im Internet. Recherchieren Sie einmal in einer freien Stunde … Eine mehr ins Detail gehende Beschreibung der Substanzen würde den Rahmen dieses Buchs sprengen.

Körper oder Geist als Ursache?

Was ist nun tatsächlich verantwortlich für den Ausbruch und die Unterhaltung von Angst- und Panikstörungen? Körperliche Voraussetzungen oder falsches Denken?
Meine jahrelange Praxis mit unzähligen Angstpatienten lässt mich zu einer sicheren Erkenntnis kommen: Die Wahrheit liegt irgendwo in der Mitte. Ererbte körperliche Voraussetzungen und falsches Lernen, schlechte traumatische Erlebnisse und falsche Lebensgewohnheiten. Das alles zusammen lässt ihr Nervensystem in einen dekompensierten Zustand kommen.
Aus vielen Forschungsergebnissen der biologischen Psychologie wissen wir heute, dass es durchaus auch körperliche Ursachen für das Auftreten psychischer Symptome gibt. Manche dieser Ursachen wären leicht zu beheben, wenn wir mehr über die Zusammenhänge zwischen den biologischen, den chemischen und funktionellen Abläufen in unserem Gehirn wüssten.

Da sich natürlich aus ethischen Gründen keine invasiven experimentellen Untersuchungen am menschlichen Gehirn durchführen lassen, sind wir auf die Erkenntnisse aus Tierversuchen und den neuen bildgebenden Verfahren angewiesen. Mit funktionellen Kernspintomografen können wir zumindest ansatzweise etwas über unseren Hirnstoffwechsel und die energetischen Abläufe in verschiedenen Hirnregionen erfahren.

Es können also je nach individuellem Fall einzelne, mehrere oder alle der nachfolgend genannten Ursachen als Komponenten Ihrer Angststörung vorliegen:

- eine ererbte Reaktionsbereitschaft, schneller zu erschrecken und emotionaler zu reagieren (siehe Ausführungen zur Blutgruppe Null);

- Anomalien in der Gehirnstruktur, sog. neuroanatomische Ursachen;
- Wirkungen der Neurotransmitter Dopamin, Noradrenalin, Serotonin u. a., sog. biochemische Ursachen;
- Veränderungen Ihres Stoffwechsel bei Mangelernährung, Drogenkonsum – sogenannte metabolische Ursachen;
- außerdem können endokrine Ursachen (hormonelle Veränderungen) zu Panikstörungen führen;
- Mangelsymptome an bestimmten Eiweißen oder Fetten wurden ebenfalls als Ursache psychischer Störungen identifiziert.

Um Sie von allen weiteren komplizierten Zusammenhängen zu verschonen, für deren Verständnis man ein Biologiestudium benötigen würde, möchte ich einige mögliche Ursachen Ihrer Angststörung in einigen leicht verständlichen Sätzen zusammenfassen:

Häufig kommen bei Menschen mit Angststörungen drei Dinge zusammen: eine genetische Disposition, psychische Störungen zu erleiden, und ein durch falsches Lernen erzeugter Ausnahmezustand im Unterbewusstsein, der für eine andauernde Alarmierung sorgt – also falsches Lernen bei ungünstigen Voraussetzungen; außerdem falsche oder ungeeignete Lebensbedingungen.
Die ungünstigen Voraussetzungen können Sie durch einen Wandel Ihrer Lebens- und Ernährungsgewohnheiten größtenteils ausgleichen. Das falsche Lernen müssen wir gemeinsam wieder rückgängig machen, gewissermaßen überschreiben.

Was heißt falsches Lernen?

Nehmen Sie einmal als Beispiel unseren bereits zitierten Steinzeitmenschen. Wenn dieser in einer kleinen Jägergruppe auf der Jagd nach der Tagesmahlzeit für seine Horde war, konnte viel passieren. Nehmen wir an, unser Steinzeitmensch hörte ein Rascheln im Gras und dachte sich nichts dabei. Sekunden später bereits konnte ihm ein wildes Tier, vielleicht eine Großkatze im Genick hängen. Hat unser Jäger einmal eine solche Situation erlebt und vor allem überlebt, dann war er für sein weiteres Leben geprägt. Gewissermaßen hörte er bereits das Gras rascheln, bevor er überhaupt in der Nähe des Grases war. Solche Dinge lernten die Steinzeitmenschen zu verinnerlichen. Verlor einer der Menschen aus der Horde bei der Jagd sein Leben, dann war das für die Gemeinschaft ein herber und schlimmer Verlust. Jeder hatte in diesem Sozialgefüge seine feste Stellung und trug zum Überleben der Horde bei. Sah einer der Jäger den Tod eines anderen, dann steigerte sich auch bei ihm die Angst ins Unermessliche und er flüchtete. Er lernte daraus, indem er zukünftig noch vorsichtiger war. Viele dieser Erlebnisse konnten sicherlich auch in der Altsteinzeit eine Angststörung auslösen. Wir wissen nicht viel über die Krankheiten unserer Vorfahren. Fest scheint jedoch zu stehen, dass diese bessere Bewältigungsstrategien hatten, mit diesen Ängsten fertig zu werden.

Heute können wir nicht immer flüchten, wenn einem aus unserem Sozialgefüge etwas Schlimmes geschieht. Wir werden durch lang andauernde Krankheiten unserer Freunde und Angehörigen traumatisiert, leiden mit, erleben uns unfähig zu helfen, gewissermaßen dem Schicksal vollständig ausgeliefert. Es setzen ganz archaische Verarbeitungsmuster in unserem Gehirn ein. Es kommt zu Generalisierungen im Denken, oft auf unbewusster Ebene. Stirbt ein naher Angehöriger, dann kann der Schmerz so groß sein, dass eine psychische Verarbeitung unmöglich wird. Es kommt zur Verdrängung, einem »Nicht-wahrhaben-Wollen«. Gleichzeitig kann ein Gedanke zur Generalisierung kommen wie z. B.:

Ich bin hilflos.
Ich kann nichts tun.
Alles ist gefährlich.
Ich bin machtlos.
Es kann immer etwas passieren.

Diese und ähnliche Gedanken bestimmen fortan unser Denken. Planen wir zum Beispiel eine Reise, fährt uns unser Unterbewusstsein gleich mit einem »das ist gefährlich« dazwischen. Wir sind derartig traumatisiert, dass uns bei jeder noch so banalen Angelegenheit unseres Lebens das Gefühl von Gefahr begleitet. Sozusagen findet nach erlebten Traumen ein dauerhafter Alarmzustand in uns statt. Dieser sorgt beim geringsten Anlass für Herzklopfen oder Schweißausbrüche. Selbst ganz normale Dinge wie Einkaufen oder einfach nur das Haus zu verlassen machen uns unbewusste Todesängste.
Die Teile unseres Gehirns, die für diese Generalisierungen zuständig sind, funktionieren anscheinend ganz simpel und sind der höher entwickelten Logik vermutlich nicht zugänglich.

Wie einfach man Angst erlernen kann, zeigt ein Experiment, das im Jahr 1920 durchgeführt wurde und unter dem Namen »Little Albert« Einzug in die Geschichte der Psychologie fand.
Das Little-Albert-Experiment beweist die Möglichkeit klassischer Konditionierung von Menschen in Hinsicht der Erlernbarkeit und Generalisierbarkeit von Ängsten. Es wurde 1920 an der Johns-Hopkins-Universität (Baltimore, USA) von John Watson und seiner Assistentin Rosalie Rayner durchgeführt. Der Ausgangspunkt war die Annahme, dass die Anzahl der Reize, die eine emotionale Reaktion auslösen, auf einfache Weise vermehrt werden könne.
Der kleine Albert war am Anfang des Experiments neun Monate alt. John Watson konfrontierte das Kind zum ersten Mal in seinem Leben mit verschiedenen Tieren: einem Kaninchen, einem Hund, einem Affen und einer weißen Ratte. Wie zu erwarten hatte der kleine Albert keine Angst, er fing auch nicht an zu weinen. Ganz im Gegenteil griff er stets neugierig nach den ihm unbekannten Tieren.

Zwei Monate später führte Watson dasselbe Experiment erneut durch, allerdings mit einem Unterschied. Jedes Mal, wenn Albert die weiße Ratte sah, schlug Watson im Hintergrund mit einem

Hammer auf ein Eisenrohr und erzeugte ein für das Kind äußerst unangenehmes Geräusch.
Bereits nach kürzester Zeit wollte der kleine Albert die weiße Ratte nicht mehr sehen. Schnell begann er zu weinen. Nach nur sieben Versuchen fürchtete er sich bereits vor der Ratte. Am Ende der Versuche hatte Albert Angst vor allem, was nur im Entferntesten der Ratte glich, wie z. B. Fellstücken, Baumwollbüscheln, weißen Bärten und Ähnlichem.
Damit war für Watson der Beweis erbracht, dass Angst auch ganz bewusst konditioniert werden kann. Watson dekonditionierte am Ende des höchst fragwürdigen Versuches diese Angst, indem er dem Kind beim Anblick von Fellen und Haarbüscheln so lange Belohnungen gab, bis die Angst wieder verschwunden war.

Angst und Panik selbst stoppen!

Angstfrei durch Mental-Suggestivtraining

In den vielen Jahren, in welchen ich als erfolgreiche Säule meiner Therapie Hypnose anwende, habe ich oft darüber nachgedacht, wie ich diese auch den Lesern meiner Bücher zugutekommen lassen kann.

Ich entwickelte also ein spezielles Mentaltraining, welches aus Elementen von Hypnose, EMDR und EFT besteht, allesamt für sich genommen hochwirksame Therapieverfahren. In der speziellen Kombination und häufig angewandt führen die Verfahren sehr rasch zu einem Ausbleiben von Panikattacken oder quälenden und sorgenvollen Gedanken. Das Schöne dabei – jeder kann dieses Verfahren nach Anleitung beliebig oft selbst anwenden.

Bevor wir jedoch mit dem speziellen Verfahren beginnen, möchte ich Ihnen erst einen kurzen Überblick über die einzelnen Komponenten des Mental-Suggestivtrainings geben:

Was genau ist Hypnose?

Der Ausdruck Hypnose kommt von dem griechischen Wort Hypnos, das Schlaf bedeutet. In früheren Kulturen wie bei den Sumerern, im alten Ägypten oder dem alten Indien war die Hypnose auch als Heilmittel (Hypnotherapie) bereits bekannt. Die Technik der Hypnose wurde seitdem in allen Epochen durchgeführt und weiterentwickelt.
Hypnose ist nicht gleichzusetzen mit Zuständen wie Schlaf oder Bewusstlosigkeit. Es ist eher eine Art Trancezustand, bei dem der Hypnotisand (die Person, die hypnotisiert ist) eine veränderte Wahrnehmungswelt hat, ähnlich dem Zustand kurz vor dem Einschlafen oder bei Tätigkeiten, bei denen man sich sehr stark auf eine Sache konzentriert. Bei der Hypnose handelt der Patient immer noch freiwillig und bewusst, allerdings mit einer größeren Beteiligung des Unbewussten und des inneren Erlebens. Durch Hypnose wird eine Art »zweite Wirklichkeit« geschaffen.

Niemand ist in Hypnose dem Hypnotiseur ausgeliefert. Wichtig zu wissen: Hypnose ist immer ein freiwilliger Vorgang. Niemand kann gezwungen werden, in Hypnose Dinge zu tun, die er im Wachzustand ablehnen würde. Jeder behält in Hypnose die völlige Kontrolle und kann die Trance jederzeit beenden.
Vor einer erstmaligen Hypnose führt der Therapeut mit dem Patienten ein Gespräch durch, um mehr über seine Beschwerden und Probleme und seine Persönlichkeit zu erfahren. Wichtig ist ein gutes Vertrauensverhältnis zum Therapeuten. Daraufhin erfolgt die Einleitung der Hypnose. Dabei muss der Hypnotisand möglichst entspannt und ruhig sein, am besten sollte er liegen oder

bequem sitzen. Es gibt verschiedene Techniken, beispielsweise die weitläufig bekannte Fixationsmethode oder die Zählmethode, um eine Hypnose erfolgreich zu beginnen.
Der Hypnotiseur unterstützt den Vorgang durch eine ruhige und gleichmäßige Sprechweise. Dann kann anhand verschiedener Versuche geprüft werden, ob und wie stark die Hypnose besteht. Bei einer ausreichend tiefen Hypnotisierung besteht ein sogenannter Rapport. Es können Suggestionen gegeben werden, also Anweisungen, die den starken Wunsch erzeugen, sie in die Tat umzusetzen, und nur dann nicht ausgeführt werden, wenn sie im Zwiespalt mit den moralischen Werten der Person stehen. Bei der Hypnose können Fragen gestellt werden, um Probleme des Patienten zum Vorschein zu bringen und zu lösen. Durch gezielte Suggestionen kann das zukünftige Verhalten des Patienten optimiert und gestärkt werden, beispielsweise in Bezug auf das Rauchen, wenn eine Nikotinsucht bekämpft werden soll.
Sinneseindrücke und Symptome können durch die Aufmerksamkeitseinengung bei der Hypnose sogar komplett ausgeschaltet werden. Vergessene Erinnerungen können hervorgebracht werden oder es kann durch Suggestion eine in diesem Moment real erscheinende Traumwelt erzeugt werden.
Schon die leichte Hypnose reicht oftmals für eine Therapie aus. Meist dauert eine solche Sitzung einschließlich der begleitenden Gespräche eine bis eineinhalb Stunden. In der Hypnotherapie werden die Sitzungen in der Regel einmal pro Woche abgehalten, insgesamt werden – bei gesundheitlichen Problemen – meist zehn bis zwanzig Sitzungen vorgenommen, und bei der Suchtentwöhnung tritt eine Wirkung oftmals bereits nach der ersten Hypnose ein! Viele Raucherentwöhnungen sind in unserer Praxis in einer einzigen Sitzung erfolgreich vorgenommen worden. Angststörungen lassen sich nach meiner Praxiserfahrung in ein bis zwei Hypnosesitzungen oft komplett auflösen.
Medizinische Hypnose hat übrigens nicht viel mit einer Show-Hypnose zu tun, bei der die Personen dazu gebracht werden, möglichst erstaunliche, absurde und manchmal auch die Würde

des Hypnotisanden verletzende Dinge auszuführen. In einigen Ländern, z. B. in Schweden, ist daher die Show-Hypnose verboten. Hypnose wird zu vielfältigen medizinischen Zwecken eingesetzt. Häufig wird sie als alternatives Mittel zu einer Betäubung verwendet, um den Patienten schmerzunempfindlich zu machen. Dies kann beim Zahnarzt, aber auch bei anderen Eingriffen geschehen. Als nützlich erweist sich eine solche Hypnose beispielsweise bei einer Unverträglichkeit gegen herkömmliche Betäubungsmittel sowie z. B. auch bei chronischen Schmerzen. In der Psychotherapie ist die Hypnose ein wichtiges Element zur Behandlung vieler Störungen, so bei Angstzuständen, Depressionen und psychosomatischen Erkrankungen. Suchtkrankheiten können oftmals ebenfalls durch Hypnotherapie unter Kontrolle gebracht werden. Es gibt diverse weitere Einsatzmöglichkeiten der Hypnose in der Medizin; auch bei organischen Krankheiten oder sogar Verletzungen unterstützt Hypnotherapie oft die Heilung.

Was ist EMDR?

EMDR ist ein Therapieverfahren, das belastende traumatische Erinnerungen verändern kann. Hierfür ist ein komplexes System verschiedener Therapieschritte notwendig, welches in seiner wesentlichen Komponente aus verschiedenen zielgerichteten Augenbewegungen besteht.
Es wurde vor mehr als 20 Jahren von der Amerikanerin Dr. Francine Shapiro erfunden.
Ausgangspunkt war Francine Shapiros zufällige Erfahrung des Phänomens »am eigenen Leib«: Sie ging im Jahre 1987 – von belastenden Gedanken bedrückt – im Park spazieren, als sie bemerkte, dass die Schwere ihrer Gedanken – nicht aber deren Inhalt – plötzlich nachließ. Gleichzeitig stellte sie fest, dass ihre Augen spontan gewisse Bewegungen ausführten. Sie provozierte das Phänomen nun bewusst und bemerkte, dass es erneut wirksam war. Bei weiteren Versuchen ergab sich, dass dieses Verfahren auch auf andere Menschen übertragbar war und ihnen half, sich

von der Belastung durch bedrückende Erinnerungen zu befreien. Hierzu war eine Anleitung mittels Fingerbewegungen der Therapeutin notwendig.
Im Jahr 1987 entwickelte Francine Shapiro eine Methode, die sie zunächst EMD (Eye Movement Desensitization) nannte und die – nach Änderungen vor allem im theoretischen Erklärungsmodell – seit 1990 EMDR Eye Movement Desensitization and Reprocessing) heißt. 1988 gründete Frau Dr. Shapiro das EMDR-Institut, das seitdem die Ausbildung und Unterstützung der Forschung zu dieser Methode vorantreibt.
Im Jahr 1989 führte Francine Shapiro eine erste Studie zur Wirksamkeit mit 22 Patienten durch (Shapiro, 1989). Die Männer in dieser Studie waren überwiegend Vietnam-Veteranen, die weiblichen Teilnehmerinnen hatten eine sexuelle Traumatisierung erlebt.

Der Patient begibt sich in seiner Erinnerung zu dem belastenden Ereignis und schätzt auf einer Skala von 0 bis 10 seine subjektive Belastung ein. Dabei steht »0« für einen neutralen Zustand und »10« stellt das Schlimmste dar, was der Patient sich vorstellen kann.
Es wurde eine Behandlungsgruppe gegen eine Vergleichsgruppe gemessen. Beide Gruppen gaben in der Erinnerung an ihr Trauma eine relativ hohe Belastung an (Behandlungsgruppe: 7,45; Kontrollgruppe: 6,77 von 10 möglichen Punkten). Diese verbesserte sich in der Behandlungsgruppe nach EMDR rapide auf 0,13, während sie sich bei der Kontrollgruppe, bei der die Patienten ohne weitere Behandlungsmaßnahmen lediglich über ihr Trauma berichteten, noch auf 8,31 verschlimmerte. Der Behandlungserfolg blieb bei der Behandlungsgruppe in einem Beobachtungszeitraum über drei Monate im Wesentlichen stabil. Die Kontrollgruppe, die anschließend behandelt wurde, zeigte ähnlich gute Ergebnisse.

Interessant ist das theoretische Modell, mit dem Francine Shapiro versucht, das empirisch zweifellos wirksame Prinzip des EMDR

zu erklären. Sie bezeichnete es in ihrem ersten Buch 1995 als »Accelerated Information Processing«, inzwischen (2001) als »Adaptive Information Processing«; die Abkürzung AIP ist die gleiche geblieben.
Eine Grundannahme, die von der Neurophysiologie gestützt wird, ist die, dass Erinnerungen sich in neuronalen Netzwerken organisieren (memory networks). Dabei stehen Netzwerke, die dem Affekt nach ähnliche Erinnerungen gespeichert haben, jeweils untereinander über »Kanäle« (channels) in Verbindung und sind über assoziative Brücken gut erreichbar.
Im Falle eines Traumas »frieren« diese Erinnerungen im sogenannten impliziten oder prozeduralen Gedächtnis »ein« (frozen in time) und sind damit unter Umständen der bewussten Erinnerung nicht mehr zugänglich. Sie treten jedoch zustandsabhängig als Flashbacks oder Intrusionen in Situationen wieder auf, welche den Patienten in irgendeiner Weise über bestimmte Auslöser an das Trauma erinnern.

Was genau bei der EMDR-Behandlung geschieht, ist ein kompliziertes neurophysiologisches Geschehen. Mehr darüber zu schreiben, würde den Rahmen dieses Buches sprengen.

Was genau ist EFT?

EFT (Emotional Freedom Techniques) ist eine Art energetischer Psychologie, die in den USA von Gary Craig entwickelt wurde. Die Methode setzt sich aus unterschiedlichen Denkansätzen aus Medizin und Psychologie zusammen und kann in ihrer Einfachheit auch von Laien leicht erlernt werden. EFT eignet sich wunderbar zur Selbstbehandlung.
Gemäß den Überlegungen seiner Gründerväter eignet sich EFT, um emotionale Probleme und körperliche Beschwerden über das Beklopfen von diversen Akupunkturpunkten effektiv zu lindern oder sogar zum Verschwinden zu bringen. Vereinfacht gesagt ist

EFT eine sehr effektive Methode, um Stress, Anspannung und Ängste rasch abzubauen.
Die Methode ist gemäß vielen Selbsterfahrungsberichten auch bei schweren Ängsten hilfreich und ist in ihrer Simplizität und einfachen Anwendung ein gutes Selbsthilfemittel, um die frei flottierenden Ängste zu beruhigen. Sie können EFT in allen Stresssituationen anwenden, aber auch um belastende Gedanken besser loszuwerden.
Sorgen, Trauer und Verstimmungen lassen sich hiermit effizient bearbeiten.
In den USA wird EFT auch zur Behandlung von Süchten, gestörtem Essverhalten oder zur Raucherentwöhnung eingesetzt.

Ihre positiven Affirmationen und Autosuggestionen können Sie mit den EFT-Klopftechniken sehr wirkungsvoll verankern. So, als ob Sie einen neuen Tanzschritt erlernt hätten.

Wie funktioniert die Mental-Suggestiv-Methode?

Aus der langjährigen Erfahrung mit Angstbetroffenen und den in der Praxis erfolgreich angewandten Einzelmethoden habe ich eine Übungssequenz zusammengestellt, welche Sie recht einfach und auch häufig anwenden können. Sie benötigen dafür keinen Therapeuten, keinen Partner, keine besonderen Umstände. Nur ein wenig Ruhe, Alleinsein und eine bequeme Unterlage wie eine Gymnastikmatte oder einen dicken Teppich. Eine leise meditative Hintergrundmusik dürfen Sie selbstverständlich anschalten. Wie wäre es mit etwas Meeresrauschen von der CD? Warum nicht, wenn Ihnen das Meer gefällt.

Lesen Sie diese Anleitung mehrmals genau durch und versuchen Sie es hinterher einfach einmal ganz zwanglos. Es ist nicht wichtig, dass Sie alles genau so machen, wie es hier beschrieben ist. Machen Sie sich zunächst Notizen und entwickeln Sie Ihre eigene

Entspannungsmethode daraus. Gehen Sie die nachfolgende Anleitung zunächst mehrfach theoretisch durch und versuchen Sie es dann selbst einmal …

Sie legen sich auf Ihre bequeme Unterlage und schließen die Augen für einen Moment. Konzentrieren Sie sich auf die Dinge, die Ihnen dann spontan durch den Kopf gehen. Was auch immer es ist, es scheint wichtig zu sein. Stellen Sie sich dann vor, Sie könnten in Ihren Kopf hineinschauen, könnten all Ihre Gedanken dort sehen. Wie auch immer Sie sich Ihre Gedanken vorstellen werden, es bleibt Ihrer Fantasie überlassen. Manche der Gedanken hätten vielleicht eine bestimmte Farbe oder Form – wären rot, blau, gelb oder grün oder vielleicht dreieckig, rund oder quadratisch. Vielleicht könnten Ihre Gedanken sich auch in einer bestimmten Art und Weise fortbewegen. Wie auch immer Sie sich in der Übung Ihre Gedanken vorstellen, es ist belanglos.

Stellen Sie sich sodann vor, Sie könnten all Ihre Gedanken loslassen, indem Sie diese auf ein großes Blatt Papier schreiben. Dieses große Blatt Papier falten Sie nun in Ihren Gedanken zu einem kleinen Papierschiffchen, so wie man es vielleicht früher als Kind getan hat – oder so, wie man in einem teuren Hotel eine Serviette falten würde.

In Ihren Gedanken setzen Sie nun Ihr Schiffchen auf einem kleinen Bach aus und sehen zu, wie es vom Wasser des Bachs einfach mitgenommen wird und stromabwärts treibt. In Ihrer Vorstellung entfernen Sie sich nun nach oben und schauen von oben mit Adleraugen auf Ihr kleines Schiffchen und sehen, dass es vom nächstgrößeren Fluss bereits bis zum offenen Meer mitgenommen wurde. Je weiter sich das Schiffchen entfernt, desto weiter distanzieren Sie sich auch von Ihren Gedanken. Konzentrieren Sie sich danach einfach auf Ihre Atmung und gleichzeitig auf Ihr linkes Bein. Entspannen Sie Ihr linkes Bein, indem Sie es wie schwerelos fallen lassen. Danach auf Ihr rechtes Bein, den linken Arm, den rechten Arm … Entspannen Sie alle Körperteile nach und nach.

Nun ist eine gewisse körperliche Ruhe eingetreten und Sie können mit der eigentlichen Mentaltechnik beginnen. Sprechen Sie ab jetzt alle Gedanken aus. Versuchen Sie in einer gleichbleibenden monotonen Sprechweise alle Sätze immer und immer zu wiederholen:

»Ich gehe eine Treppe hinunter mit 30 Stufen. Diese Treppe führt zu einem schönen Strand. Mit jeder Stufe, die ich tiefer hinabsteige, werde ich müder und ruhiger und sinke tiefer in diese Entspannung. Von der 30. auf die 29. Stufe, … die 28. Stufe, … die 27. Stufe, … von der 27. auf die 26. Stufe, 25. Stufe …, immer tiefer und tiefer herunter. Je tiefer ich gehe, desto tiefer versinke ich in dieser wohltuenden Ruhe …«
Führen Sie diesen Weg fort, bis Sie bei 1 angekommen sind. Stellen Sie sich den Strand bildlich vor, an dem Sie gerade angekommen sind.

»Ich gehe durch den warmen Sand an diesem endlos langen Strand entlang und werde mit jedem Schritt müder und müder …«

Nach einigen Augenblicken kommen Sie in Ihrer Vorstellung vielleicht an eine Sanddüne …

»Ich lasse mich in diese wundervolle Sanddüne versinken und sinke immer tiefer und tiefer in den warmen Sand …«
Sie werden vielleicht schon an dieser Stelle bemerken, dass ein seltsames Gefühl von Benommenheit oder Schläfrigkeit durch die monotone Sprechweise und die Imaginationen entstanden ist. Dieses Gefühl ist genau der Punkt, an welchem Sie mit den eigentlichen wirksamen Suggestionen beginnen sollten. Jetzt brauchen Sie Ihr ganz persönliches Mantra, welches Sie sich zuvor bereits ausgedacht haben.
Jede Mental-Sequenz braucht ein Mantra!

Was könnte Ihr Mantra sein? Natürlich der Schuh, der Sie am meisten drückt. Beispiel: Sie haben Angst davor, dass Sie krank werden könnten oder an einer schlimmen Krankheit leiden … In diesem Fall lautet Ihr Mantra:

»Ich bin gesund und kann mich voll und ganz auf meinen Körper verlassen. Mein Körper arbeitet regelmäßig und ich werde noch sehr viele Jahrzehnte störungsfrei mit meinem Körper leben.«

Wie bauen Sie nun dieses Mantra in einen sinnvollen Zusammenhang ein?

Beispiel:

»Ich sinke tiefer und tiefer in diese wundervoll warme Sanddüne und sehe am Himmel viele weiße kleine watteartige Wolken vorüberziehen. Mit jeder Wolke die vorüberzieht, werde ich noch ruhiger und sinke immer tiefer in diese wohltuende Ruhe.
Ich bin ganz gesund und ruhig und kann mich auf mich und meinen Körper verlassen. Mein Körper und alle seine Funktionen sind wunderbar in Ordnung und ich werde mit diesem Körper 100 Jahre alt …«

Wie auch immer Ihr Mantra sein wird, bestimmen Sie selbst. Sagen Sie sich Ihre ganz persönlichen Glaubenssätze 20-, 30-, 50- oder 100-mal. Je öfter, desto besser. Sie werden merken, dass Sie recht schnell in einen Schläfrigkeitszustand kommen, in welchem Sie es sich erlauben können, einfach einzuschlafen. Die positiven Botschaften werden sich trotzdem in Ihrem Unterbewusstsein verankern.
Wenn Sie jedoch in einem tranceartigen Müdigkeitszustand bleiben, ähnlich wie man es in einem Eisenbahnzug nach langer Fahrt ist – umso besser. In der Trance können Sie sich weiterhin einfache und monotone Sätze aufsagen.

»Es geht mir gut und ich erreiche alles, was ich will.«
»Ich bin gelassen, denn ich weiß, dass ich gesund bin.«
»Mein Körper ist stark und gesund und ich werde mit diesem Körper viele Jahrzehnte störungsfrei leben.«

»In dieser wundervollen Ruhe werden alle überflüssigen Ängste sich nach und nach aus Körper und Geist entfernen ...«

»Ich werde alle Herausforderungen und Alltagssituationen ganz einfach meistern.«

»Ich bin gesund, es geht mir gut.«

»Herz und Kreislauf arbeiten regelmäßig und absolut frei von allen Störungen.«

»Alle Organe arbeiten hervorragend.«

»Ich werde mit diesem Körper noch viele Jahrzehnte leben.«

Was auch immer Sie sich für ein Mantra aussuchen, vielleicht auch mehrere, es ist Ihnen überlassen. Wichtig ist nur, dass Sie sich dieses Mantra unentwegt in leiser Lautstärke und monoton gesprochen vorsagen. Seien Sie ganz sicher, dass diese Sätze nach einer gewissen Zeit Ihr Unterbewusstsein modifizieren werden.
Und noch etwas: Keine Angst, es kann Ihnen nichts geschehen. Wenn Sie bei dieser Übung einschlafen sollten, dann wachen Sie automatisch nach spätestens zwei bis drei Stunden auf.

Die meisten Menschen schlafen jedoch dabei nicht ein, sondern bleiben in einem angenehmen Schläfrigkeitszustand.
Wenn Sie diesen Zustand beenden wollen, so können Sie das auch jederzeit selbst tun. Konzentrieren Sie sich auf die Zahl 5 und

stellen Sie sich vor, dass Sie von 5 bis null rückwärts zählen und bei null wieder hellwach sein werden.
»Ich zähle jetzt von 5 bis null rückwärts und bei null werde ich wieder wach und munter sein. Fünf, die Schwerelosigkeit entweicht aus meinen Beinen, meine Beine füllen sich wieder mit Kraft. Vier, auch meine Arme werden wieder kraftvoll und beweglich. Drei, mein ganzer Körper wird kraftvoll und beweglich, ich kann mich recken und strecken. Zwei, meine Gedanken werden klarer und klarer, kommen zurück ins Hier und Jetzt. Eins, ich öffne jetzt die Augen und erwache aus dieser wohltuenden Entspannung.«

Die gesamte Entspannung sollte zwischen 30 und 60 Minuten dauern. Wie gesagt, wenn Sie dabei einnicken – nicht schlimm!

Wichtig ist, dass Sie bei geschlossenen Augen und starker imaginativer Vorstellungskraft ständig zu sich sprechen.

»Ich werde müder und müder … Mit jedem Schritt, den ich mache, werde ich 50-mal müder … Mit jedem Atemzug, den ich mache, werde ich 50-mal müder … Meine Augen werden bleischwer. Die Augenlider sind so schwer geworden, als ob kleine Bleigewichte daran hängen und sie werden mit jedem Atemzug noch viel schwerer.«

All die Suggestionen, welche Sie benutzen, müssen Sie selbst zuvor entwickeln. Haben Sie quälende und sorgenvolle Gedanken? Dann könnte Ihre Suggestion lauten:

»All meine Gedanken kommen jetzt zur Ruhe und werden sich ab sofort viel langsamer bewegen … Wenn ich aus dieser wohltuenden Ruhe erwache, werde ich viel gelassener sein.«
»Immer wenn ich in Situationen bin, in welchen ich Stress empfinde, werde ich ab sofort automatisch viel gelassener.«

»Ich werde ab sofort viel ruhiger und gelassener sein.«

»Ich werde immer ruhiger und gelassener.«

»Ich kann mich auf mein Leben verlassen.«

Sie können selbst beliebige Mantras entwickeln. Es bleibt Ihnen überlassen, was Sie erreichen möchten.

Versuchen Sie es ein paarmal, Sie werden sehen, es ist ganz einfach, in einen ausreichend tiefen Entspannungszustand zu kommen. Die Suggestionen (also Ihre Mantras) werden zwar bewusst wahrgenommen, wirken jedoch in diesem sogenannten Alpha-Zustand ganz besonders auf Ihr Unterbewusstsein. Sie werden sehr schnell eine Veränderung bemerken.

Wie wirken Suggestionen überhaupt?

Die Wirkung der Autosuggestion ist wissenschaftlich erforscht und bewiesen. Im 19. Jahrhundert entdeckte ein Apotheker namens Émile Coué, dass die Patienten, denen er ein Medikament mit den Worten überreichte: »Da hat der Arzt Ihnen aber ein besonders gutes Medikament verordnet. Es wird Ihnen damit schnell besser gehen«, viel schneller gesundeten und über viel imponierendere Gesundungsprozesse berichteten als jene Patienten, denen er einfach nur das Medikament gab. Mit seinen Forschungsergebnissen wurde Coué weit über die Grenzen seiner Heimat hinaus bekannt. Coué entwickelte daraus die Methode der Autosuggestion (Auto = Selbst). Sie sollten die Methode der Autosuggestion fortan in Ihren Alltag integrieren und sich immer und überall positive Botschaften sagen.
Zum Beispiel: »Es geht mir jeden Tag besser. Ich bin erfolgreich. Ich werde nächstes Jahr ein erfolgreicher Unternehmer sein.«

Vermeiden Sie ab sofort alle negativen Suggestionen wie z. B. die Sätze:

»Das kann ich nicht.«
»Das funktioniert nie.«
»Ich glaube nicht, dass das klappt.«
»Beim Sport war ich noch nie gut.«

Denken Sie diese Sätze nicht einmal! Dies sind ebenfalls Autosuggestionen. Sie speichern in Ihrem Unterbewusstsein den Wunsch nach Misslingen ab. Ihr Gehirn versteht nicht den Unterschied zwischen geäußerter Befürchtung und geäußertem Wunsch. Für Ihr Gehirn ist die Bearbeitung des Wunsches: »Ich werde reich sein« die gleiche wie für den Satz: »Bestimmt werde ich bald schwer krank sein«. Ihr Gehirn arbeitet wie ein Computer nach einem Programmierungsschema. Was eingespeichert ist, bleibt erst einmal drin und wird dann einer sinnvollen Nutzung zugeführt. Die oben aufgeführten negativen Glaubenssätze sind bei Menschen, die große Probleme damit haben, unperfekt zu sein, an der Tagesordnung. Selbstablehnung, sich selbst nichts zutrauen, führt zu negativer Autosuggestion. Arbeiten Sie immer mit positiven Autosuggestionen, z. B.

- Ich schaffe meine Ziele – jetzt.
- Ich bin gesund und stark.
- Ich bin entspannt und gelassen.
- Ich schlafe die ganze Nacht tief und fest.
- Ich bin ruhig und entspannt.
- Ich vertraue meinem Körper.
- Energie durchströmt mich und macht mich stark für den nächsten Tag.
- Ich bin ein wertvoller Mensch.
- Ich darf Fehler machen.

Sie können sich Ihre eigenen Suggestionen bilden. Wichtig ist, dass Sie diese so oft als möglich sprechen und nachlesen. Durch regelmäßige Wiederholung werden diese Suggestionen tief im Unterbewusstsein gespeichert und löschen so negative Konditionierungen und unvorteilhafte Programmierungen aus. Über das vegetative Nervensystem wirken Autosuggestionen bis in jede einzelne Zelle hinein. Die Autosuggestion ist ein klassisches Beispiel für eine positive psychosomatische Wirkung.

Dass Suggestionen wirklich bis in die entferntesten Körperzellen dringen können, wurde vor Jahren von einem »Hypnotiseur« in den USA bewiesen, der bei Menschen, die er in Trance versetzte, willkürlich durch Suggestion Brandblasen an verschiedenen Körperteilen hervorrufen konnte. Das klingt unglaublich, wurde jedoch vor einem skeptischen Publikum bewiesen. Die Suggestion allein, dass ein großer Schmerz am Bein entstanden sei, der von einem glühenden Teil herrühre, führte bei einem der Probanden dazu, dass sich nach einer gewissen Zeit eine Brandblase an jener Stelle bildete. Das Gehirn versteht Suggestionen manchmal wie reale Nervenimpulse. Kommt bei einer Verbrennung der Impuls, dass ein bestimmter Bereich der Haut betroffen sei, dann sorgt unser Organismus dafür, dass durch die schnelle Einlagerung einer Wasserblase tiefer liegende Hautschichten vor Schaden geschützt werden. Allein die wiederholte Suggestion hat diesen Ablauf herbeigeführt. Dies ist schon beeindruckend.

Hüten Sie sich also vor allen negativen Suggestionen.

Lassen Sie sich auch von anderen Menschen keinerlei negative Botschaften mehr mit auf den Weg geben. Oft äußern andere Sätze wie z. B.:

»Das schaffst du sowieso nicht.«

Nehmen Sie solche Sätze nicht mehr auf. Sagen Sie sich stattdessen sofort, dass Sie alles schaffen, was Sie wollen. Äußern Sie schlagfertig auf einen solchen Negativsatz sofort:

»Und ob ich das schaffe. Ich schaffe alles.«

Zweifeln Sie niemals an der Kraft der Suggestion. Sie ist in die positive und in die negative Richtung ein starkes Mittel. Heilmittel oder Waffe gegen sich selbst, das liegt an Ihnen. Lassen Sie dem Erfolg drei Wochen Zeit und Sie werden überrascht sein, was Sie alles erreichen werden.
Émile Coué hat vor fast einhundert Jahren einen sehr wichtigen Satz niedergeschrieben, dieser lautet:

»Jeder Mensch wendet täglich Autosuggestion an, im positiven oder negativen Sinne, meist aber in wirrem Durcheinander. Das Resultat ist demzufolge ein Gemisch von Erfolg und Misserfolg. Somit beruht der Erfolg im Leben nicht auf Zufall, sondern ist das Resultat eines bewussten positiven Denkens. Entgegen dem, was gemeinhin angenommen wird, ist nicht etwa der Wille des Menschen oberstes Vermögen, sondern vielmehr die Einbildungskraft. Allemal nämlich, wenn diese beiden Kräfte in Widerstreit geraten, ist es die Einbildungskraft, die den Sieg davonträgt.«

Sorgentagebuch

Insbesondere bei kreisenden und immer wiederkehrenden Gedanken, so wie sie z. B. bei einer generalisierten Angststörung auftreten, empfehlen sich einige leicht durchführbare verhaltenstherapeutische Maßnahmen. Zum Beispiel das Führen eines Sorgentagebuchs oder die Gedankenstopptechnik.

Ein erster Schritt, sich mit Sorgen oder gar einer generalisierten Angststörung auseinanderzusetzen, ist das Führen eines sogenannten Sorgentagebuchs. Nehmen Sie sich zu einem bestimmten Tageszeitpunkt eine halbe bis eine Stunde Zeit und schreiben Sie alle Sorgen und quälenden Gedanken auf, die Sie im Laufe des Tages hatten. Bearbeiten Sie diese Sorgen sodann in diesem Tagebuch, indem Sie alternative Betrachtungsweisen dafür finden. Haben Sie z. B. Angst davor, zu einem bestimmten Urlaubstermin in ein Flugzeug zu steigen, dann konkretisieren Sie all diese Sorgen. Gehen Sie ins Detail und schreiben Sie alles auf, was mit diesem Angstgefühl in Verbindung steht, wie z. B. die Angst abzustürzen, die Trennung von Familienangehörigen ... Was auch immer Sie zu diesen Sorgen Konkretes in sich finden können – schreiben Sie es auf. Danach suchen Sie alternative Ansätze dazu. Recherchieren Sie im Internet: Wie wahrscheinlich ist es, abzustürzen; warum ist eine Boeing 737 das sicherste Verkehrsmittel der Welt usw. Erarbeiten Sie sich so im Laufe der Zeit realistische Einschätzungen zu den Ängsten, Nöten und Sorgen, die Sie beschäftigen. Das Hauptproblem bei der generalisierten Angststörung ist das ständige Hin- und Herspringen zwischen verschiedenen Sorgen, ohne dass diese Sorgen zu Ende gedacht werden. Eine Auseinandersetzung kann in dem Denkkarussell Ihres Kopfes nicht stattfinden. In Ihrem Sorgentagebuch können Sie sich explizit damit auseinandersetzen. Diese Art von Selbsthilfe ist – wenn Sie so wollen – auch eine kognitive Verhaltenstherapie. Konkretisieren Sie die Bearbeitung durch Fragen, die Sie an sich selbst richten und natürlich auch ehrlich so gut es geht beantworten. Beispielsweise:

Welche Gedanken gehen mir durch den Kopf?
Was könnte sich genau abspielen?
Wie würde es weitergehen?
Was befürchte ich genau?
Was wäre das Schlimmste, das eintreten könnte?
Wie geht es danach weiter?
Wie fühle ich mich bei diesen Gedanken gerade?

Ganz sicher werden Sie bemerken, dass sich die Sorgen, die Sie in Ihrem Tagebuch erschöpfend bearbeitet haben, zukünftig nicht mehr in der gleichen Intensität in Ihrem Kopf drehen werden. Im Laufe der Zeit wird sich ein weiteres positives Gefühl hinzugesellen: das Gefühl, dass es Wege aus der Misere gibt; das Gefühl, dass Sie sich selbst helfen können. Dieses Gefühl von eigener

Leistungsfähigkeit wird nach und nach die vielen Insuffizienzgefühle (Gefühle, sich und der Umwelt nicht zu genügen) ersetzen. Sie werden nach und nach, langsam aber sicher Fortschritte bemerken. Ihre Ängste werden weniger werden. Einen weiteren wichtigen Aspekt werden Sie dabei sicher auch entdecken: Wenn Sie abends – bevor Sie zu Bett gehen – Ihr Sorgentagebuch mit all dem füttern, was Ihnen noch gerade an unangenehmen Dingen durch den Kopf geht, wird sich Ihr Schlaf verbessern. Sie werden tagsüber ausgeruhter und leistungsfähiger sein und als Folge davon wieder mehr positive Gefühle erleben. Sie sollten das Sorgentagebuch als erste und wichtigste Maßnahme in Ihren Tagesablauf integrieren. Sie lernen so auch, ob das Auftreten Ihrer Sorgen z. B. in einem bestimmten Zusammenhang mit der Anwesenheit bestimmter Personen steht oder nur mit bestimmten Situationen verbunden ist.
Lernen Sie außerdem, Ihre sorgenvollen Gedanken zuzulassen. Der Wunsch danach, einen bestimmten angstbesetzten Gedanken »nicht zu denken«, erhöht mit an Sicherheit grenzender Wahrscheinlichkeit dessen Auftreten. Lassen Sie den Gedanken zu und bearbeiten Sie ihn in Ihrem Kopf. Suchen Sie Fakten aus Ihrer Erinnerung, recherchieren Sie neue Fakten, stellen Sie sich innere Wahrscheinlichkeitslisten auf …

Gedankenstopptechnik

Angstbetroffene und insbesondere diejenigen, die eine generalisierte Angststörung haben, kennen diese quälenden Gedanken. Die Gedanken drehen sich wie ein Karussell im Kopf, sind trotz aller Versuche nicht zum Stillstand zu bringen.
In diesen und ähnlichen Situationen können Sie zur Methode der Gedankenstopptechnik greifen. Dies ist eine etablierte verhaltenstherapeutische Methode. Sagen Sie sich selbst laut STOPP und schlagen Sie sich zur Untermauerung mit der flachen Hand auf den Oberschenkel. Sie werden merken, dass der quälende Ge-

danke dann für einen Moment in den Hintergrund tritt und erst allmählich wiederkommt. Dann wenden Sie sich sofort gedanklich etwas anderem zu, vielleicht einem Hobby oder einer Beschäftigung, die Sie gerne machen.

Wenn dann die quälenden Gedanken wiederkehren, wenden Sie die gleiche Technik nochmals und nochmals an. Sie werden nach einigen Tagen einen Punkt erreichen, an welchem es schon reicht, das Wort STOPP zu denken und vor Ihrem inneren Auge zu sehen, um die quälenden Gedanken zum Verschwinden zu bringen. Der Schlag aufs Bein kann auch durch jeden anderen »Aufmerksamkeits-Stimulus« ersetzt werden. Sie können auch ein Gummiband ums Handgelenk legen, daran ziehen und es dann loslassen. Damit verstärken Sie Ihr »Stopp«.

Diese Technik des Gedankenstopps hat sich bei Betroffenen mit quälenden Angst- oder Zwangsgedanken in mehreren Studien besonders bewährt. Wichtig ist es, einen negativen Gedanken möglichst früh abzubrechen, bevor er negative Emotionen auslöst und zu einem unablässigen Gedankenkreisen führt. Neben dem Wort »Stopp«, das man anfangs laut aussprechen und mit einem körperlichen Stimulus wie dem leichten Klaps auf den Oberschenkel verbinden sollte, empfiehlt es sich auch, einen visuellen Stimulus einzusetzen. Hierbei ist es hilfreich, dass Sie sich ein leuchtendes rotes großes Stoppschild vorstellen, das immer dann aufblinkt, wenn Sie das Wort »Stopp« auch nur denken. Auf dieses innere Bild versuchen Sie sich so stark wie möglich zu konzentrieren. Dann wenden Sie sich einer lustvollen Sache zu. Lustvoll kann der Gedanke an Sex sein, aber auch die Erinnerung an schöne Dinge, an ein Hobby, die elektrische Eisenbahn, eine kleine Belohnung, die Sie sich selbst geben. Die Möglichkeiten sind vielfältig. Sie werden sehr schnell feststellen, was Sie ablenken kann.

Im Laufe der Zeit reicht dann schon beim ersten Auftreten unerwünschter Gedanken dieses innere visualisierte »Stoppschild«, damit die kreisenden Gedanken zur Ruhe kommen. Üben Sie fleißig. Die Effizienz dieser Technik hängt von der Übung ab. Mehr dazu lesen Sie im zweiten Abschnitt dieses Buches, in welchem Sie erfahren, wie Sie endlich Schluss machen können mit all Ihren Ängsten.

Aktiv sein statt passiv sein!

Ab sofort versuchen Sie jeden Tag – bis zu Ihrer vollständigen Heilung – all die Dinge zu tun, die ich Ihnen hier anbiete. Weiter unten werden Sie noch einmal einen genauen Fahrplan vorfinden, was und wie Sie es tun sollten. Nehmen Sie Abschied von der Vorstellung, dass irgendetwas sich an Ihrer Angststörung von allein heilen wird. Nehmen Sie auch Abschied von der Vorstellung, dass Ihnen irgendein Medikament auf Dauer helfen wird. Nehmen Sie weiterhin Abschied von der Vorstellung, dass es mit der Zeit von allein besser wird.

Nichts davon wird eintreten. Es wird vielleicht Phasen geben, in welchen Sie sich ein wenig besser fühlen – vielleicht im Frühling oder Sommer. Eine Angststörung verblasst aber nicht von allein. Interessanterweise ist die im Unterbewusstsein empfundene Erinnerung an eine erlebte oder vermeintlich erlebte Gefahr oder Todesgefahr auch nach Jahrzehnten noch frisch. Sie »wächst nicht mit«. Die Zentren unseres Gehirns, die Emotionen wie Angst erzeugen, sind dem höheren Denken und höherer Logik nicht zugänglich. Daher kommt es übrigens auch, dass negative Erlebnisse aus der Kindheit uns auch im Alter oft noch in Angst und Schrecken versetzen können. Das Kindheitserlebnis bleibt so abgespeichert, wie es erlebt wurde: als bedrohlich. Erinnerungen können nicht intellektuell mitwachsen. Sie befinden sich auf dem Niveau des Erlebniszeitpunktes.
Ein Teil Ihrer Hausaufgaben ist das bewusste Aufsuchen belastender Erinnerungen und die Löschung der damit verknüpften Emotionen. Dies machen Sie mit einer der EMDR-Therapie entliehenen Übung:

Sie können sehr schnell feststellen, ob es irgendwelche unverarbeiteten Erlebnisse und Traumata in Ihnen gibt. Denken Sie an all die schlimmen Dinge, die Ihnen jemals in Ihrem Leben widerfahren sind. Welches davon kommt Ihnen heute genauso schlimm vor wie damals? An welches trauen Sie sich kaum zu denken?
Unverarbeitete Erlebnisse verlieren ihre Schrecken nicht. Es sind all jene Ereignisse, über die Sie nie sprechen. Verarbeitete Ereignisse lassen sich sehr gut und ohne erneuten Schrecken erzählen.

Stellen Sie sich bei geschlossenen Augen die angstauslösende Situation oder das schlimme Erlebnis vor, an das Sie so oft zurückdenken müssen und das Ihnen vielleicht Albträume bereitet hat.
Stellen Sie sich das Schreckliche genau vor. Vielleicht war es ein Autounfall, vielleicht der Tod einer nahestehenden Person, vielleicht waren es einschneidende Ereignisse in Ihrer Kindheit. Gibt es ein Ereignis, das Ihnen heute noch die Kehle zuschnürt, wenn Sie nur daran denken? Ein Ereignis, das Sie am liebsten für immer verdrängt hätten?
Visualisieren Sie sich dieses Ereignis. Sehen Sie die Situation von damals wie in einem Film wieder. Erleben Sie alles noch einmal.
Wenn Sie die Bilder vor sich sehen, genau spüren, was damals geschah, die Situation gewissermaßen wieder empfinden, dann öffnen Sie Ihre Augen.
Beginnen Sie sofort damit, Ihre geöffneten Augen kreisen zu lassen, rechts- oder linksherum, egal, womit Sie anfangen. Nachdem Sie 8–10 Kreisbewegungen mit Ihren Augen gemacht haben, ändern Sie die Richtung und lassen die Augen in die andere Richtung kreisen. Danach wechseln Sie die Bewegungsebene Ihrer Augen und bewegen die Augen von links unten nach rechts oben, das ganze etwa 5- bis 7-mal. Danach von rechts unten nach links oben, ebenfalls 5- bis 7-mal. Je schneller die Augenbewegungen durchgeführt werden, desto besser.

Versuchen Sie nun noch einmal an die schlimme Erinnerung zu denken. Wahrscheinlich wird es Ihnen auf Anhieb gar nicht gelin-

gen und Sie müssen in Ihrem Kopf danach suchen. Selbst wenn Sie diese schlimme traumatisierende Situation wiederfinden, werden die damit verbundenen Emotionen wahrscheinlich teilweise oder ganz verschwunden sein.
Dieses Phänomen wird sich innerhalb der nächsten Tage noch verstärken. Die negativen Emotionen verschwinden nach und nach. Die Erinnerung wird modifiziert im Langzeitgedächtnis abgespeichert.
Ach ja, sollten Sie zu viele EMDR-Übungen auf einmal machen, kann es in seltenen Fällen sein, dass Sie Muskelkater in den Augen bekommen. Dieser ist harmlos und vergeht binnen eines Tages wieder.

EFT-Übung

Ab sofort sollten Sie mindestens einmal täglich eine EFT-Sequenz machen. Wie bereits vorhin beschrieben, handelt es sich bei EFT um eine Klopfakupunktur bestimmter energetischer Punkte am Körper. Einige dieser Punkte eignen sich sehr gut, um belastende Gedanken loszuwerden.
Einer dieser Punkte liegt zum Beispiel an den Handkanten.
Klopfen Sie mit vier Fingern auf den Teil Ihrer Handkante, mit dem ein Karatekämpfer normalerweise seine Schläge ausführt. Zuvor konzentrieren Sie sich auf Ihr Problem. Beispiel: »Es macht mir Angst, jetzt das Haus zu verlassen ...« »Ich habe Angst, dass mir wieder schwindlig wird ...«

Wenn Sie diese Ängste richtig spüren, klopfen Sie etwa 10- bis 15-mal mit Ihren vier Fingern auf den oben beschriebenen Teil Ihrer Handkante. Danach wechseln Sie die Hand und klopfen auf die andere Handkante. Konzentrieren Sie sich vor dem Wechsel noch einmal auf Ihre Angst.

Sie werden bereits nach der ersten Klopfsequenz ein Gefühl leichter Verwirrung spüren und es wird sicherlich gar nicht so einfach sein, sich wieder auf Ihr Problem zu konzentrieren.

Die nächste Runde des EFT-Klopfens führen Sie an der Innenseite Ihrer Augenbrauen durch. Den Punkt finden Sie ganz einfach. Er liegt am inneren Beginn ihrer Augenbrauen, neben der Nasenwurzel. Konzentrieren Sie sich wieder auf Ihre konkrete Angst und beginnen Sie mit 2 Fingern (Zeige- und Mittelfinger) diesen Punkt etwa 10-15 Mal zu beklopfen. Klopfen Sie so stark, dass Sie es spüren, aber nicht so fest, dass es Ihnen wehtut.

Die nächste Klopfrunde betrifft einen Punkt, der exakt außen neben Ihrem Auge liegt. Sie finden den Punkt ganz leicht. Schließen Sie Ihre Augen und fahren Sie mit einem Finger ganz leicht über die Wimpern des geschlossenen Auges nach außen. Rechts neben dem Auge spüren Sie den Schädelknochen. Maximal 1 bis 2 cm neben dem Auge befindet sich der Punkt am Schädelknochen. Wenn Sie unsicher sind, finden Sie im Internet unzählige Tafeln mit den EFT-Punkten absolut gratis. Beklopfen Sie auch diesen Punkt mit zwei Fingern etwa 10- bis 15-mal und wechseln Sie dann zur anderen Seite. Konzentrieren Sie sich vor jedem Klopfen auf Ihr Problem, auf die konkrete Angst.

Der nächste Punkt liegt exakt unter dem Auge. Sie finden ihn, wenn Sie in den Spiegel schauen und sich vorstellen, die Iris, das Runde des Auges würde ein paar Zentimeter tiefer auf der Kante des Schädelknochens der Augenhöhle liegen. Konzentrieren Sie sich wieder auf genau die gleichen angstbesetzten Gedanken wie zuvor. Auch wenn es von Runde zu Runde schwieriger wird, sich auf die Gedanken zu konzentrieren, versuchen Sie es. Der Erfolg wird sich einstellen, die Ängste, die Sie bei der Vorstellung erleben, werden von Mal zu Mal kleiner werden. Beklopfen Sie den Punkt unterhalb des Auges wieder mit 2 Fingern. (Hinweis: Ihr Auge selbst wird NICHT beklopft!)

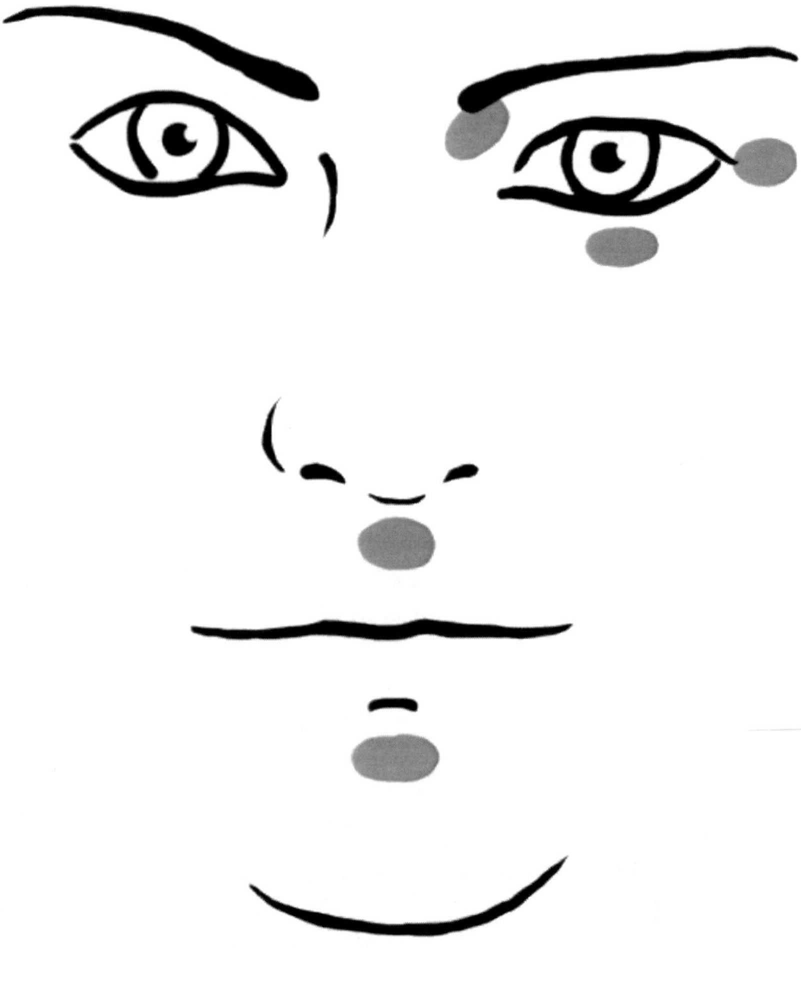

(Hier noch einmal die zuvor beschriebenen Punkte)

Konzentrieren Sie sich erneut auf Ihren angstbesetzten Gedanken und beklopfen Sie den Punkt unterhalb der Nase, oberhalb der Oberlippe. Diesmal klopfen Sie nur mit einem Finger.

Als Letztes beklopfen Sie den Punkt unterhalb der Oberlippe, exakt unter dem vorher genannten Punkt. Der gesuchte Punkt liegt in dem Grübchen unter der Unterlippe.

Wenn Sie sich unsicher sind, schauen Sie sich im Internet noch einmal diese Punkte an. Wie auch bei der Nadelakupunktur üblich, müssen die Punkte niemals millimetergenau getroffen werden, da diese ein trichterförmiges energetisches Einstromgebiet besitzen.

Für die Lösung der angstbesetzten Gedanken reicht das Beklopfen der Gesichtspunkte normalerweise aus. Sollte Ihnen die Methode gefallen, dann dürfen Sie selbstverständlich auch weitere Punkte am Körper beklopfen. Diese finden Sie in der einschlägigen Literatur.

Die Wirkung der Klopfakupunktur können Sie selbst messen. Konzentrieren Sie sich vor Beginn auf Ihre Angst und stellen Sie sich eine Skala vor von 1 bis 10. 10 entspräche der größtmöglichen und 1 der geringsten Angst. Benennen Sie einen Wert für Ihre Angst auf der Skala. Führen Sie sodann die Klopfakupunktur wie oben beschrieben durch. Sie werden bemerken, dass – wenn Sie ehrlich sind – Sie bereits nach zwei bis drei Runden deutlich geringere Skalenwerte für die verbliebene Angst geben müssen.

EFT ist übrigens ein tägliches Gesundheitsritual im Leben vieler Menschen. Auch Menschen, die nicht an aktuellen Gesundheitsstörungen leiden, wenden EFT regelmäßig an, um gesund zu bleiben. Die Vorteile der Methode:
EFT kann selbst überall und in jeder Situation durchgeführt werden.

EFT hat Soforteffekte und baut innerhalb kürzester Zeit emotionale Spannungen ab.
EFT hat keinerlei jemals beschriebene Nebenwirkungen.
Die Resultate sind dauerhaft.

Die von mir therapeutisch genutzte Kombination von EMDR, Selbsthypnose und EFT ist die Maximalmöglichkeit, in kürzester Zeit frei von Angst- und Panikattacken zu werden. Wichtig ist die unermüdliche Arbeit daran über mindestens vier Wochen. Sie werden dafür mit einem neuen Leben belohnt, in dem Sie wieder allein und unabhängig alle Schritte tun können, die Ihnen vielleicht schon seit langer Zeit unmöglich waren. Ihnen Heilung zu versprechen, wäre unethisch. Aus meiner langjährigen Therapiearbeit kann ich Ihnen aber erzählen, dass ich mehr als 90 Prozent aller Angstpatienten wieder »ins Leben« gebracht habe. Diese Heilkraft muss aber von Ihnen selbst ausgehen. Sie müssen ab sofort all Ihre Energie aufbringen, Ihr Angstproblem loszuwerden. Sonst laufen Sie vielleicht noch Jahrzehnte damit herum.
Seien Sie Ihr eigener Therapeut, Ihr eigener Coach. Lernen Sie, hart gegen sich selbst zu werden. Stehen Sie auf und bewegen Sie sich.
Die Bewegungskomponente ist mindestens genauso wichtig. Vergessen Sie alle Ausreden wie z. B.

»Ich habe keine Zeit.«
»Ich bin so ungeübt.«
»Laufen ist nichts für mich.«
»Es ist zu kalt.«
»Hier in der Stadt kann man nicht laufen.«

Sie möchten endlich angstfrei sein und hoffen auf die Hilfe dieses Buches, welches Sie gerade in Händen halten. Ich lasse deshalb als Ihr »Coach« keine der Ausreden gelten. Sie hatten bisher auch Zeit, Angst zu haben oder durch Ängste und Panikattacken Zeit zu verlieren. Sie sind nur deshalb ungeübt, weil Sie Ihren Körper vielleicht viele Jahre vernachlässigt haben. Die Fähigkeit zu laufen liegt in Ihren Genen. Unsere Vorfahren liefen am Tag bis zu 50 Kilometer. Wetterbedingungen verlangen eine kleidungsmäßige Anpassung. Sie können bei jedem Wetter laufen, auch unsere Vorfahren mussten das bei jedem Wetter tun. Falls Ihnen Ihre Umgebung nicht gefällt, dann gehen Sie in ein Fitnessstudio und laufen dort auf einem Laufband. Sparen Sie notfalls das Geld für das Fitnessstudio woanders ein, z. B. durch Verzicht aufs Rauchen oder Kündigung irgendeiner überflüssigen Versicherung. Wenn Sie wieder gesund sind, werden Sie auch wieder genügend Chancen haben, mehr Geld zu verdienen.

Beginnen Sie Ihr Bewegungsprogramm. Sie haben zwei Alternativen. Entweder Sie kaufen sich ein Fahrrad-Ergometer und trainieren zuhause, oder Sie beginnen zu laufen. Anleitungen für beides finden Sie zuhauf im Internet. Eine exakte Anleitung mit Trainingsintervallen, Herzfrequenzen usw. finden Sie in meinem Buch »Das Angst-Schema«. Darin finden Sie auch alle organischen Zusammenhänge in einer leicht verständlichen Form erklärt.
Keine Angst, Sie werden beim Sport weder umfallen noch werden Sie dabei irgendeinen Schaden nehmen. Es gibt keinerlei Hinweise dafür, dass Sport dem gesunden Herzen schaden könnte. Dass Ihr Herz gesund ist, das haben Sie wahrscheinlich bereits bei den vielen Untersuchungen erfahren, die Sie wegen der seinerzeit unklaren Panikattacken bereits über sich haben ergehen lassen. Haben Sie Ihr Herz noch nie untersuchen lassen, dann – und nur dann – suchen Sie nochmals Ihren Hausarzt auf und fragen Sie ihn, ob Sie mit Sport beginnen dürfen. Da Laufen und Radfahren sogar in der Rehabilitation von Herzerkrankungen eingesetzt wird, wird er bei Ihrem vermutlich sehr gesunden Herz ganz klar mit Ja antworten können.
Sport wird in der gegenwärtigen Gesundheitserziehung und in den Medien zur Prävention und zur Heilung aller denkbaren Krankheiten empfohlen. Also, warum sollte Sport nicht das Mittel der

ersten Wahl gegen alle Arten von Angsterkrankungen sein? Es gibt noch wenig Studien und Forschungserkenntnisse über die heilsame Wirkung von Sport gegen Angst. Allerdings wurde Sport bereits in die Leitlinien zur Behandlung von Depressionen aufgenommen.

Eine in 2008 erstellte Metaanalyse von Dr. Wipfli und Kollegen kommt nach der Auswertung von insgesamt 49 Studien zu der Erkenntnis:

Sport bessert Angststörungen deutlich mehr als Antidepressiva!

Die Auswertung der Studien erbrachte einen Rückgang von Angststörungen um mehr als die Hälfte bei der regelmäßigen Ausübung von Sport. Hingegen stellte sich bei nur einem Fünftel der Teilnehmer, die auf Medikamente oder andere Strategien gesetzt hatten, eine Besserung ein.
In einer älteren, gern zitierten Studie aus dem Jahr 1998 von Brooks und Kollegen wurde Angstpatienten ein zehnwöchiges Lauftraining mit etwa 6–8 Kilometern täglicher Laufstrecke verordnet. Eine Kontrollgruppe erhielt das Medikament Clomipramin. Die Auswertung der Studie zeigte deutlich, dass der Sport der Medikamenteneinnahme ebenbürtig oder sogar überlegen war.

Medizinisch bedeutsam erscheinen die Ergebnisse einer neuen Studie (Herring u. Mitarbeiter 2010). Hierbei handelt es sich ebenfalls um eine sogenannte Metaanalyse aus insgesamt 40 anderen Studien zur Anwendung von Sport bei chronischen Erkrankungen. Bewegung wurde entweder als Haupt- oder als Zusatztherapie angewandt. Ergebnis der Metaanalyse: Sport und Bewegung haben einen guten Effekt auf die Angstlinderung. Die deutlichste Wirkung war zu beobachten bei bis zu 12-wöchigem Training mit mindestens einer halbstündigen Trainingszeit täglich.

Aus der Erfahrung mit meinen eigenen Patienten kann ich Ihnen bestätigen, dass der Effekt durch Sport in der Praxis noch wesentlich deutlicher wird. Die Betroffenen, welche sich für ein tägliches Sportprogramm entschieden, waren bereits nach kürzester Zeit (2 Wochen) oft kaum mehr wiederzuerkennen. Neben der Steigerung der Kondition und dem Ausbleiben von Schwindel und Panikattacken hatten alle »Sportler« ein ganz neues Selbstbewusstsein. Physiologisch lässt sich erklären, dass nach einem halbstündigen Lauftraining die meisten Stress auslösenden Hormone im Körper verbraucht worden sind oder aber ein Gleichgewicht der Neurotransmitter erreicht wurde. Auch lässt die Erregbarkeit des Sympathikus – eines für Stress empfänglichen Hirnnervs – deutlich nach.
Dies ließ sich auch in einer weiteren Studie beweisen:

In einer 2005 durchgeführten Untersuchung von Dr. Ströhle und Mitarbeitern erhielten 15 Gesunde einmal nach Ruhe und einmal nach vorangegangenem 30-minütigem Laufbandtraining eine Substanz, die Panik auslöst (CCK-4 = Cystokin-Tetrapeptid). Das Ergebnis war deutlich: Nach Ausruhen löste die Substanz bei 12 Teilnehmern Panikattacken aus, nach dem vorangegangenen Lauftraining aber nur noch bei 6 Teilnehmern. Das vorherige Lauftraining hatte den Organismus der Studienteilnehmer resistenter gegen Panik gemacht.

Die Zusammenfassung dieser Studie könnte lauten: Ein 30-minütiges Lauftraining reduziert die Wahrscheinlichkeit des Auftretens von Panikattacken um 50 %!

Neben dem oben genannten organischen Effekt des Ausdauersports kommt ein nicht zu unterschätzender psychischer Effekt hinzu. Wer mehrere Kilometer laufen kann, erlebt sich als leistungsfähig und stark und nicht als krank. Durch die Verbesserung Ihrer Ausdauerleistung werden Sie schon bald ein ganz neues und

starkes Selbstbewusstsein verspüren. Es gibt kein einziges Argument, was gegen Sport bei Angststörungen sprechen würde. Selbst wenn Ihre Ängste so stark sein sollten, dass Sie das Haus nicht verlassen können, ist Sport möglich. Entweder Sie motivieren Freund, Freundin oder andere Familienangehörige, mit Ihnen gemeinsam zu laufen, oder aber Sie gehen ins Fitnessstudio und benutzen dort ein Laufband. Selbst ein Heimtraining mittels eines gekauften Laufbands oder eines (preiswerteren) Fahrrad-Ergometers ist möglich.
Was auch immer Sie an Sport machen werden, Sie werden bald sagen können:

»Ich hatte eine Angsterkrankung.«

Nehmen Sie endgültig Abschied von der passiven Rolle, in welche Sie sich aufgrund Ihrer Ängste gedrängt fühlen. Sie selbst entscheiden über Ihr Schicksal, haben alles in der Hand.

Sie sollten ab sofort Ihr Lauftraining beginnen. In den ersten beiden Wochen sollten Sie sich drei Tage pro Woche 15–20 Minuten Zeit dafür nehmen. Aller Anfang ist schwer und es ist noch kein Meister vom Himmel gefallen. Besorgen Sie sich eine Pulsuhr. So etwas bekommen Sie oft bei den Discountern oder aber bei eBay. Für den Anfang tut es ein ganz preiswertes Gerät. So sind Sie sicher, dass Sie sich am Anfang nicht körperlich überfordern. Wechseln Sie am Anfang zwischen Walken und Joggen. Laufen Sie ein bis zwei Minuten und wechseln Sie dann zu schnellem Gehen. Es dauert ein wenig, bis Sie als Ungeübter 30 Minuten am Stück laufen können. Errechnen Sie Ihren Höchstpuls, indem Sie von der Zahl 220 ihr Lebensalter abziehen. Von dem, was dabei herauskommt, nehmen Sie etwa 80 % als Höchstwert, die Sie im Training nicht überschreiten sollten.
Beispiel: Sie sind 40 Jahre alt. Ihr Maximalpuls errechnet sich aus 220 – 40 = 180. Von diesen 180 wären 80 % in etwa 144 Pulsschläge pro Minute. Versuchen Sie im Training, nicht über diesen

Wert zu kommen. Zu Beginn Ihres Trainings wird Ihr Puls schnell diese Werte erreichen und Sie sollten dann von Laufen zu Gehen wechseln. Schon nach ein paar Wochen werden Sie bemerken, dass sich sowohl Ihr Trainingspuls als auch Ihr Ruhepuls deutlich senken werden. Ihr Training zeigt dann Wirkung. Herz und Kreislauf funktionieren effizienter. Wenn Sie eine Zeitlang trainiert haben, können Sie Ihren Trainingspuls auf etwa 65 % senken. Am Anfang, wenn Sie noch ungeübt sind, wird Ihnen das aber kaum gelingen. Vielleicht haben Sie ja auch schon früher oder in der Jugend intensiven Sport betrieben? Das werden Sie sehr schnell an der eindrucksvollen Kreislaufanpassung spüren. Lassen Sie sich von den positiven Auswirkungen des Sports auf Ihren Organismus begeistern. Sie werden merken, dass Sport schon bald einen großen Stellenwert in Ihrem Leben bekommen wird.
Nach der zweiten Woche sollten Sie Ihre Trainingszeit auf 30 Minuten erhöhen und den Anteil der Gehpausen nach und nach verringern. Vielleicht schaffen Sie es schon bald, 30 Minuten ohne Pause zu laufen. Herzlichen Glückwunsch, jetzt schaffen Sie bereits mehr, als 80 % der Weltbevölkerung können.
Wenn Sie mehr zu den positiven Wirkungen des Sports auf Ihren Körper erfahren möchten, dann lesen Sie in meinem Buch »Das Angst-Schema« nach, das im Dezember 2010 in einer Neuauflage erschienen ist und die körperlichen Zusammenhänge von Angststörungen viel ausführlicher beschreibt.
Und noch etwas: Warten Sie nicht so lange, bis Sie Zeit haben …!

Angsttagebuch

»Nicht die Dinge beunruhigen die Menschen, sondern ihre Meinung über die Dinge.« (Epikur)

Beginnen Sie ab heute auch damit, ein Angsttagebuch zu führen. Sofern Sie an einer generalisierten Angststörung leiden, machen

Sie das ja gemäß meiner vorhin formulierten Empfehlung wahrscheinlich sowieso bald. Aber auch Menschen mit Panikstörungen sollten ein Angsttagebuch führen. Schreiben Sie hier jeden Tag einen Eintrag. Beschreiben Sie, wann Ängste oder Panikattacken auftraten und in welchem Zusammenhang. Wer oder was stand im Zusammenhang mit dem Auftreten einer Panikattacke? Schreiben Sie sich alles auf, was Ihnen im Zusammenhang mit der Angst wichtig erscheint. An was haben Sie zuvor gedacht, mit wem haben Sie telefoniert, welche flüchtigen Gedanken gingen Ihnen durch den Kopf? Identifizieren Sie vielleicht mithilfe des Angsttagebuches die Auswirkung negativer Gedanken auf das Auftreten von Ängsten. Bearbeiten Sie diese Gedanken, indem Sie die Gedanken in ihren zu erwartenden Auswirkungen zu Ende denken. Versuchen Sie negative Erwartungen neu zu bewerten.
Geben Sie den Ängsten in Ihrem Tagebuch jeweils eine Stärkeeinteilung. So können Sie Fortschritte sehr schnell erkennen und sich darüber freuen. In jedem Fall aber können Sie aus Ihrem Angsttagebuch verwertbare Strategien entwickeln, durch deren Anwendung Sie die Panikattacken zukünftig vermeiden können.

Beispiel: Eine Panikattacke wurde ausgelöst durch folgenden Gedankengang:
»Mein Herz klopfte so und ich befürchtete, dass da etwas nicht in Ordnung sein könnte …«

Jetzt können Sie für zukünftige Fälle vorbeugen. Zunächst einmal würden Sie diesen Gedankengang neu bewerten müssen: Dass Ihr Herz schlägt, ist normal. Sobald Sie sich darauf konzentrieren, nehmen Sie es sehr viel deutlicher wahr. Das ist ebenfalls normal. Nun denken Sie, es könnte etwas nicht in Ordnung sein – das ist der erste Fehler. Sie setzen im gleichen Augenblick Stresshormone frei. Eines davon, Adrenalin, dockt an den sogenannten Beta-Rezeptoren Ihres Herzens an und sorgt dafür, dass es schneller schlägt. Jetzt denken Sie: »Oh je, es ist ja doch etwas mit dem Herzen …« In diesem Augenblick setzen Sie noch mehr

Stresshormone frei … usw.; der Teufelskreis beginnt und die Panikattacke stellt sich recht schnell ein.

Haben Sie nur ein einziges Mal diesen Mechanismus mithilfe Ihres Angsttagebuches identifiziert, dann sind Sie sehr schnell in der Lage, diese Eskalation zu stoppen. Benutzen Sie im ersten Augenblick, wenn Sie das nächste Mal Ihr Herz spüren, die Gedankenstopptechnik, die ich Ihnen bereits weiter vorne in diesem Buch vorgestellt habe. Dadurch können Sie sich aus dem Gedankenmuster sehr schnell und wirkungsvoll herausbringen. Denken Sie dann sofort an etwas anderes, Schönes.
Solche Entstehungsmechanismen wie im vorangegangenen Beispiel lassen sich mithilfe eines exakten Angsttagebuches schnell identifizieren und anschließend modifizieren.
Nutzen Sie Ihr Angsttagebuch auch als Notfallstütze für Zeiten, in denen es Ihnen eher schlecht geht.
Schreiben Sie sich in dieses Tagebuch alle Erfolge, die Sie im Laufe der Zeit an sich feststellen. Dazu gehören insbesondere Maßnahmen, mit denen Sie es schafften, eine Panikattacke zu beenden; Maßnahmen, die geeignet waren, eine Panik von vornherein zu verhindern. Auch Situationen, in denen Sie sich der Angst gestellt haben und eine Flucht vermieden haben, sollten Sie hierin notieren.
Schreiben Sie sich in Momenten, in welchen es Ihnen sehr gut geht, einfach einmal auf, wie schön Ihr Leben ist. Schreiben Sie sich in oder auf dieses Heft kurze Glaubenssätze wie z. B.:

- Ich werde aus jeder schlechten Panikattacke wieder herauskommen.
- Mein Leben ist in 80 % der Zeit ganz wundervoll und frei von diesen negativen Angstgefühlen.
- Ich bin ein wertvoller Mensch.
- Andere lieben mich und freuen sich darüber, dass ich lebe.
- Die Angst findet nur in meinem Kopf statt. Ist einfach nur wie ein Theaterstück, nicht real.

- Bereits in kurzer Zeit wird es mir wieder gut gehen.
- Ich habe folgende Strategien, um mich wieder in ein gutes Gefühl zu bringen:

Konzentrieren Sie sich mehrmals am Tag auf etwas ganz Positives, was in Ihrem Leben stattfand, vielleicht die Geburt eines Kindes, eine bestandene Prüfung … Führen Sie die weiter vorne im Buch beschriebene EFT-Übung durch. Sagen Sie sich dabei immer den Satz:

»Es wird viele positive Momente in meinem Leben geben.«
Beklopfen Sie dabei die entsprechenden Akupunkturpunkte, wie im Kapitel beschrieben.

Machen Sie vermehrt Dinge, von denen Sie wissen, dass sie Ihnen guttun. Schreiben Sie sich einen großen Zettel:

»Bis heute bin ich immer wieder aus jeder Panikattacke herausgekommen.«

Und hängen Sie sich diesen Zettel dorthin, wo Sie ihn am häufigsten sehen werden.

Machen Sie all die Dinge, die Sie positiv spüren können:
Nehmen Sie ein Bad mit einem wohlriechenden Ölzusatz, wie z. B. Lavendel-, Teebaum- oder Minzöl.
Hören Sie so oft es geht im Auto oder zuhause Ihre Lieblingsmusik. Beginnen Sie damit, Kreuzworträtsel oder Sudokus zu lösen. Beginnen Sie ein ganz neues Hobby.
Kaufen oder leihen Sie sich irgendein Instrument und beginnen Sie darauf zu spielen, egal ob Sie es können.
Beginnen Sie eine neue Fremdsprache zu lernen.
Räumen Sie Ihre Wohnung etwas um, kaufen Sie irgendeinen neuen Gegenstand, ein Bild, vielleicht eine Tischdecke. Zünden Sie Kerzen an, fühlen Sie sich »zuhause«.

Keine Selbsthilfegruppen!

Im Gegensatz zu nahezu allen anderen Therapeuten rate ich Ihnen ganz vehement vom Besuch aller Selbsthilfegruppen ab – sowohl physisch als auch im Internet. Meine Erfahrung mit unzähligen Angstpatienten hat ein eindeutiges Credo der Betroffenen zum Thema Selbsthilfegruppen und Foren gebracht: »Macht alles noch schlimmer.«

Wie kann ich das behaupten?

Die meisten Internetforen werden von Betroffenen, also Laien moderiert. Es kommt in diesen Foren zur Beratung auf Laienniveau. Woher sollte ein Automechaniker oder Koch Ihnen einen medizinisch sinnvollen Rat geben? Wenn Ihnen dieser Moderator den Rat geben würde, wie Sie Ihren BMW reparieren, an dem eine kleine Fehlerlampe leuchtet … würden Sie diesen Rat annehmen? Es macht keinen Sinn. Selbst die Foren mit ominösen Dr. Fliege, Dr. Mücke oder Psychologen aller Couleur machen keinen Sinn. Einen speziell auf Ihre Situation zugeschnittenen Rat können Sie niemals erhalten. Die überwiegende Anzahl aller Foren sind Werbeplattformen. Angst ist ein großes Geschäft geworden. Bei einer Zielgruppe von 15 % der Gesamtbevölkerung versuchen viele den Rahm abzuschöpfen. Was wäre, wenn eines dieser Foren so hilfreich wäre, dass die Angststörungen aller Besucher sofort geheilt wären? Es würde sich damit sofort selbst eliminieren.
Was ist mit den örtlichen Selbsthilfegruppen, die sich einmal im Monat zu einem Vortrag oder Plausch treffen? Noch schlimmer, denn hier kommt es auch noch zu einem sekundären Krankheitsgewinn. Durch die Einbettung in eine neue Sozialgemeinschaft wird die Krankheit eher verwaltet als aufgelöst. Selbsthilfegruppen bieten oft einen starken sekundären Krankheitsvorteil. Der Betroffene fühlt sich verstanden, mit seinem oft unverstandenen

Problem angenommen. Das ist eine sehr angenehme Situation. Diese Situation konditioniert Ihr Unterbewusstsein. Konditionierung geht ganz einfach, wie Sie bereits im zuvor zitierten Experiment mit dem kleinen Albert erfahren haben.
Stellen Sie sich vor, es gibt sogar eine Zeitschrift, die sich nur mit Angst beschäftigt! Was wäre, wenn durch deren Rat alle Angststörungen verschwinden würden? Dann hätte sich die Zeitung selbst ausgeknockt.

Vergessen Sie es, Sie müssen ab sofort selbst Verantwortung für sich übernehmen. Es geht nicht anders. Halten Sie sich an die Fakten, die ich Ihnen hier in diesem Buch biete. Übrigens, die Stückzahlen von Sachbüchern sind derartig gering, dass bei einem Verdienst von einigen zehn Cent bis 2 Euro pro Buch eh kein Geschäft zu machen ist. Wenn es durch meine Bücher keine Angststörungen mehr geben sollte – umso besser. Dann schreibe ich Bücher über Neurodermitis oder andere Psychosomatosen.
Hören Sie ab sofort auf, jedermann in Ihre Angststörung einzuweihen. Ihr Partner oder nahe Familienangehörige sollten natürlich wissen, wie es Ihnen geht. Vermeiden Sie es jedoch, mit allzu vielen Außenstehenden über Ihre Ängste zu sprechen. Die gut gemeinten Ratschläge vonseiten Ihres sozialen Umfeldes bringen meist nichts. Das Unverständnis Ihrer Mitmenschen gegenüber Ihrer Angststörung wird Sie hingegen noch weiter traumatisieren und neue Insuffizienzgefühle hervorrufen.
Das bedeutet natürlich nicht, dass Sie sich nicht ausführlich im Internet über Angststörungen informieren sollten. Sie müssen nicht mit Scheuklappen durchs Leben laufen. Es geht hier eher darum, nicht zu den eigenen negativen Erfahrungen mit der Angst auch noch die negativen Erfahrungen der anderen aufzunehmen. Es kann beim Austausch von Leidensgeschichten oder Symptomen nur zu zwei differierenden Wahrnehmungen kommen. Entweder haben die anderen weniger arge Symptome, dann werden Sie ein Insuffizienzgefühl bekommen, weil die Welt so scheinbar ungerecht ist und Ihnen etwas Schlimmes antut. Oder aber die

anderen haben schlimmere Symptome und Sie bekommen neue Ängste davor, dass es bei Ihnen auch noch schlimmer werden könnte. Merke: In den Angstforen finden Sie definitiv KEINE Teilnehmer, die ihre Angststörung losgeworden wären … Während der Zeit, die Sie dort zubringen, nehmen Sie nicht mehr am Leben teil. Gehen Sie stattdessen zum Sport oder machen Sie sonst etwas Positives.

Achtsam sein

Achtsamkeit oder im Englischen auch mindfulness ist ein Begriff, der in zweierlei Hinsicht genannt werden kann. Achtsam sein bedeutet, alle inneren und auch äußeren Vorgänge mit einer ruhigen und bewussten Aufmerksamkeit zur Kenntnis zu nehmen. Achtsamkeit ist viel mehr als Konzentration. Konzentration bedeutet Fokussierung auf ein bestimmtes Thema, Objekt oder eine bestimmte Aufgabe. Konzentration ist also eher als ein Vorgang zu sehen, der mit Anspannung einhergeht. Achtsamkeit ist eine Erfindung des Zen-Buddhismus, etwa 1500 Jahre alt.

Wie kann dieses Prinzip von Achtsamkeit Ihnen dabei helfen, weniger Ängste zu haben?

Im Prinzip habe ich Sie bereits in den vorherigen Kapiteln etwas achtsamer werden lassen. In dem Moment, in welchem Sie sich auf Ihre Ängste konzentrieren, sind Sie bereits achtsam. Wir gehen nun noch einen Schritt weiter. Sie sollen lernen, sich auf die angstfreien Momente besonders zu konzentrieren, diese angstfreien Momente in einer ganz besonderen Art und Weise wahrzunehmen.
Bereits wenn Sie Ihr Angsttagebuch oder Sorgentagebuch ausfüllen, sind Sie in gewisser Weise achtsam.
Seit geraumer Zeit hat die psychologische Forschung entdeckt, dass die buddhistischen Methoden der Achtsamkeit und der Me-

ditation eine positive Wirkung auf das psychische Wohlbefinden haben. Man weiß inzwischen, dass Menschen, die meditieren, sehr viel ruhiger, ausgeglichener und stressresistenter sind. So kam man zu der Annahme, dass die buddhistischen Techniken auch gegen Angststörungen und Depression helfen könnten.

Aus meiner Erfahrung mit Betroffenen und deren Rückmeldungen kann ich Ihnen bestätigen, dass Achtsamkeitsübungen ein weiterer und erfolgreicher Schritt in eine angstfreie Zukunft sind.

Entscheidend bei den Achtsamkeitsübungen gegen Angstgefühle ist es, weder vor den Ängsten zu flüchten, um diese zu vermeiden, noch gegen sie anzukämpfen. Ziel der Achtsamkeitsübungen ist es hingegen, die Angst für den Moment zu akzeptieren. Sich gewissermaßen für einen Moment mit der Angst zu arrangieren.

Wie geht Achtsamkeit?

Erste und wichtigste Maßgabe, um achtsam zu sein, ist es, eine gewisse Meta-Position bei allem Handeln einzunehmen. Wir müssen eine Position über dem Ich, gewissermaßen ein Überbewusstsein trainieren: »Was tue ich da gerade, wie tue ich es …« Diese Meta-Position ermöglicht es uns, uns nicht in einer Tätigkeit oder Handlung zu verlieren, ohne sie bewusst zur Kenntnis zu nehmen. Wie oft automatisieren wir doch all die täglichen Dinge. Wir putzen die Zähne und denken dabei an unsere Arbeit. Wir arbeiten und denken daran, dass wir neue Schuhe kaufen wollen. Wir kaufen neue Schuhe und denken daran, dass wir bei Klaus oder Oma Gertrud eingeladen sind oder aber noch die Gasrechnung dringend überweisen müssen. Achtsam sein, heißt auch, gerade das zu tun, was wir tun. Achtsam und bewusst. Wir sind oft während unseres Alltags unachtsam. Bereits gedanklich zwei Meter über das Ziel hinaus zu sein, bevor wir das Ziel überhaupt erreicht haben; bereits zu stehen, während wir noch sitzen; bereits zu gehen, während wir noch stehen; bereits zu sitzen, während wir noch gehen.

Auf Ihre Angststörung übertragen würde dies bedeuten, z. B. schon beim Frühstück davor Angst zu haben, mittags nach dem Mittagessen das Haus zu verlassen. Achtsam zu sein würde bedeuten, sich voll und ganz auf das Frühstück zu konzentrieren, es zu genießen und mit sich in Einklang zu sein.
Achtsamkeit heißt, gerade eine einzelne Sache zu tun und diese wahrzunehmen. Zum Beispiel sitzen, und zwar bewusst zu sitzen, nachdem wir uns hingesetzt haben. Die Sonnenstrahlen zu genießen, bewusst zu genießen und nicht bereits an den Regen zu denken, der sich vielleicht anschließt.

O.k., lassen Sie uns eine Übung machen: Gerade lesen Sie dieses Buch. An was denken Sie gerade? Wenn Sie jetzt umschalten müssen, um in Ihrem Gehirn eine Rückfrage zu starten, an was Sie denken, dann waren Sie nicht achtsam. Wenn Sie achtsam waren, dann wissen Sie jetzt spontan auf die Frage innerlich zu antworten, dass Sie gespannt und bewusst diese Zeilen gelesen haben. Wenn Ihnen außerdem hin und wieder noch die Gasrechnung kurz wie ein intrusiver Flash eingefallen wäre oder Ihr Job am Montag, und Sie trotzdem relativ gelassen wieder zum Lesen mit voller Aufmerksamkeit und vollem Genuss zurückkehren konnten, dann haben Sie verstanden, was Achtsamkeit ist. Sollte die Gasrechnung oder Oma Gertrud Sie in Ihren Gedanken jedoch ständig beim Lesen aus dem Konzept bringen, dann müssen Sie noch ein wenig am Achtsamkeitskonzept arbeiten. Die Übung für Sie lautet dann: O.k., ich nehme gerade ganz bewusst wahr, dass die Gasrechnung mir Sorgen macht. Hier gibt es eine Aufgabe zu erledigen, die mir Angst macht und deshalb ständig in mein Bewusstsein dringt, um einer Lösung zugeführt zu werden. Jetzt können Sie bewusst entscheiden, ob Sie dieses Problem gerade lösen können, um dann entspannt zum Lesen zurückzukehren, oder nicht. Im Zweifelsfall sollten Sie das Lesen dann an dieser Stelle erst einmal aufgeben, um sich einer anderen Aufgabe zu widmen, die Ihnen wichtiger ist.

Die höchste Stufe von Achtsamkeit ist die der ungeteilten Aufmerksamkeit. Sich einer Sache vollständig hinzugeben, ohne im Hintergrund über andere Dinge nachzudenken oder zu grübeln. Den gegenwärtigen Augenblick voll und ganz hinzunehmen, ohne sich zu sorgen, ohne geplagt zu sein von dem Gedanken, gerade etwas ändern zu müssen. Daraus erfolgt das Gefühl, eine tiefe innere Balance zu erleben, mit sich in Harmonie zu sein.

Es ist anfangs gar nicht so einfach, achtsam zu sein, wenn wir damit beginnen wollen. Die überwiegende Zeit verlieren wir uns in Gedankenströmen, in Visionen, im Bereuen von gestern, im diffusen Hoffen auf morgen, in Wünschen, Begehren, Konflikten, Problemen …

Fangen Sie langsam an, Achtsamkeit zu üben. Lernen Sie zunächst den gegenwärtigen Zustand wahrzunehmen. Was ist gerade, was tun Sie gerade, was war Ihr Wunsch zu tun kurze Zeit vorher, bevor Sie mit dem Tun begonnen haben? Halten Sie inne, horchen Sie in sich, schauen Sie auf sich und um sich: Was ist gerade? Nehmen Sie das, was ist, ganz bewusst und ohne Bewertung wahr. Im Laufe der Zeit werden Sie mit mehr Achtsamkeit große psychische und auch physische Erfolge und Verbesserungen bei sich spüren. Sie werden weniger Stress empfinden. Sie werden sich weniger fremdgesteuert empfinden als vorher, sei es privat, sei es am Arbeitsplatz. Sie lernen, Stresssituationen besser zu bewältigen und sich besser und schneller zu entspannen.
Achtsamkeitsübungen können Sie jeden Tag machen. Spüren Sie einfach mal beim Zähneputzen nach, wie es sich anfühlt. Oder beim Duschen, wie die einzelnen Wassertropfen auf Ihren Körper plätschern. Wenn Sie im Auto zur Arbeit fahren: Nehmen Sie das Autofahren bewusst wahr, denken Sie nicht ständig an andere Dinge. Machen Sie alle Dinge ab sofort bewusster und achtsamer.

Insbesondere können Sie beim Essen sehr gut Achtsamkeit üben. Spüren Sie doch einmal, wo auf Ihrer Zunge die verschiedenen

Regionen angesiedelt sind, die Süß, Sauer oder Salzig schmecken können. Essen Sie Ihren Salat und konzentrieren Sie sich auf dieses Blatt oder dieses Stück Lebendigkeit, Natur und Frische. Essen Sie langsam und genussvoll. Spüren Sie nach, wie es sich anfühlt, satt zu sein. Versuchen Sie die Lebenskraft zu spüren, die durch das Essen in Ihrem Körper entsteht.

Früher hatten die Menschen eine schöne Beschreibung für jemanden, der etwas ganz achtsam machte:

»... er ist mit Leib und Seele dabei ...«

Lernen Sie die Feinde des Achtsamkeitsprinzips zu identifizieren. Ständig sind wir von unzähligen Informationsquellen umgeben. Der Input über unsere Sinne ist gigantisch. Unser Hypothalamus im Gehirn entscheidet nach bereits gesetzten Filtern, was gerade für uns wichtig ist, und lässt dieses bevorzugt durch zu unseren kortikalen Hirnarealen, die der Wahrnehmung zugeordnet sind. Ob wir von Informationen überflutet und genervt werden, ist letztendlich ein Produkt unseres eigenen Willens. Wenn wir zum Beispiel ständig sehnsüchtig die Werbung eines Elektronikriesen im Fernsehen anschauen und uns nichts sehnlicher wünschen, als uns all die Schnäppchen dieses Ladens zu sichern, dann wird unser Hypothalamus beim nächsten Sinnesreiz, der mit Angeboten in Radio und Fernsehen zu tun hat, dafür sorgen, dass wir »ganz gespannt, ganz Ohr« sind. Wir selbst setzen unsere Filter. Wenn wir stattdessen glücklich und versonnen an einem Strand liegen, die Sonne und den sanften Wind genießen und uns all dem voll und ganz hingeben, wird kein einziger Gedanke an Media-Markt oder Saturn und Flachbildfernseher in unser Bewusstsein dringen. Sind wir mit uns und dem, was wir gerade tun, ganz eins, dann schaffen wir es auch ganz mühelos, andere Informationsquellen – ob von außen oder aus unserem Unterbewusstsein – voll und ganz auszublenden.

Verstehen Sie, was ich meine? Ausblenden heißt, auch die Angst vor der Angst ausblenden. Bleibt die Angst vor der Angst weg, dann wird auch keine Angst mehr kommen, denn Sie haben ja keine Angst mehr davor … Ich weiß, dass Sie diesen scheinbar verwirrenden Satz verstanden haben.

Ganz eins sein heißt demzufolge aber auch, alles ganz bewusst zu erleben, selbst das Staubsaugen in der eigenen Wohnung. Wir müssen raus aus der Automatisierung, der Alltagstrance, mit der wir alle Jobs erledigen. Bewusst werden, aufwachen, achtsam sein. Die wesentlichen Grundpfeiler des Achtsamkeitskonzeptes beruhen auf der emotionalen, liebevollen Akzeptanz und bewussten Wahrnehmung dessen, was gerade in uns und um uns herum vorgeht. Das »In uns« besteht aus den willentlichen Dingen, die wir gerade tun, und all den spontanen, aus dem Unbewussten aufkeimenden Bildern, Ideen, Einfällen, Gedanken, Sorgen, Ängsten. Intentional in sich hineinzuhorchen und bewusst wahrzunehmen, dass da etwas ist, was uns gerade unser Unbewusstes sagen möchte, oder eine Reaktion oder ein körperliches Gefühl, welches unser Körper gerade zeigen möchte. Alles, was ist, wahrzunehmen, zu akzeptieren und sich dem zuzuwenden, was wir gerade möchten.
Überprüfen Sie doch jetzt bitte noch einmal, ob Sie gerade ganz achtsam sind!

Sie sind gerade:

- voll und ganz vertieft in das, was Sie lesen.
- Es ging Ihnen gerade kein Gedanke an irgendwelche Alltagsdinge durch den Kopf.
- Sie lassen sich ganz unvoreingenommen auf das ein, was Sie gerade lesen.
- Sie sind gerade ganz gelassen.
- Sie haben gerade alle Probleme losgelassen.

Interessante Anekdote am Rande: Ich frage Leser meines Buches »Das Angst-Schema« häufig ganz lapidar, ob diese denn beim Lesen meines Buches schon einmal eine Panikattacke bekommen hätten. Die Antwort lautet fast immer »Nein«, denn die volle Hinwendung zu einer bestimmten Sache verhindert das Inkraftsetzen der Angsteskalation.

Versuchen Sie ab sofort, mehr im Moment zu leben und nicht schon an den nächsten oder übernächsten Moment zu denken.
Seien Sie vor allem in den Momenten ganz achtsam, in denen Sie sich gut und sicher fühlen. Nehmen Sie diese Sicherheit ganz bewusst wahr.

Panikattacken aushalten und abschalten

Wie oft sind Sie bereits vor Panikattacken geflüchtet? Sicher kennen Sie dieses Gefühl der Ausweglosigkeit, das Gefühl, gleich umzufallen, die Kontrolle zu verlieren, in Ohnmacht zu fallen. Alle werden sich über Sie beugen und sich fragen, was fehlt denn der Person …

Stopp!

Sie werden nicht umfallen! Nicht nur ich habe in meiner Praxis noch nie einen Angstpatienten gesehen, der wirklich umgefallen wäre. Auch andere Therapeuten und Ärzte, die sich hauptsächlich mit Angststörungen beschäftigen, sind wie ich der Meinung, dass Menschen mit Panikattacken seltener umfallen als »gesunde« Menschen. Das hat seinen Grund. Die überwiegende Anzahl der Betroffenen erlebt bei Panikattacken eine sympathikotone Übererregung. Das heißt, alle Körpersysteme laufen auf Hochtouren. Die Muskeln sind maximal angespannt, der Blutdruck steigt, die Pulsrate nimmt zu. Das sind urzeitliche Mechanismen in unserem Körper, die uns für Kampf oder Flucht vorbereiten. Ihr Körper ist

voller Stresshormone und ganz darauf eingestellt, jetzt irgendetwas zu tun. In einer solchen Situation fällt man nicht einfach um, das geht physiologisch gar nicht. In einer solchen Situation würden Sie am besten zuhauen oder loslaufen. Dann wäre die körperliche Spannung zumindest schnell beseitigt. Beides geht natürlich nicht. Falls Sie zuhauen, landen Sie auf der nächsten Polizeiwache; falls Sie weglaufen, werden Sie Ihre Panikattacken nie los. Einige Dinge können Sie aber doch tun: Falls Sie in der Situation einer aufkommenden Panikattacke alleine sind, z. B. zuhause (dort kommen zwar selten Panikattacken ...), dann können Sie einen lauten Schrei loslassen. Dieser Schrei, ähnlich dem, den ein Kampfsportler ausstößt, sorgt für eine Erlösung aus der Starre oder der aufkommenden Panikattacke. Nur – er muss laut und recht energiereich sein. Das Ganze ist natürlich nicht so einfach mit Nachbarn und Passanten, die vielleicht denken, Sie würden gerade überfallen ...
Die zweite Methode ist die kognitive, also die Gedanken betreffende Methode. Sobald Sie spüren, dass eine Panikattacke beginnt, drehen Sie beide Hände ganz schnell in unterschiedliche Richtungen, so als ob Sie einen großen Wasserhahn zudrehen würden, aber eben ganz schnell. Das Ganze für einige Sekunden. Außerdem bewegen Sie Ihre Augen nach den Augenbewegungsmustern unserer vorgenannten EMDR-Übung. Ihr Gehirn wird nun zunächst am weiteren kaskadenartigen Ablauf der Panikattacke gehindert. Sodann schließen Sie die Augen und bewegen abwechselnd den Zeigefinger jeder Hand zur Nase, bis Sie die Nasenspitze berühren. Nachdem Sie die Augen wieder geöffnet haben, lösen Sie bitte schnell mindestens vier Rechenaufgaben aus dem großen Einmaleins, wie z. B. 12 x 12 oder 13 x 15 usw.

Danach schließen Sie wieder die Augen und heben ein Bein, stehen also für einen Moment auf einem Bein.
So, nun werden Sie erwarten, dass ein Wunder geschehen ist ...
Nein, kein Wunder, aber Sie können gerade ganz sicher sein, dass all Ihre Systeme ganz wunderbar funktionieren. Sie selbst haben

gerade Ihr Gehirn überprüft, gewissermaßen eine kleine neurologische Untersuchung durchgeführt. Wenn Sie all diese kleinen Übungen durchgeführt haben, können Sie sich das Weglaufen ersparen, denn Sie funktionieren gerade ganz wunderbar. Wahrscheinlich wird Ihre Panikattacke bereits bei den kleinen Rechenaufgaben vorübergegangen sein.

Nachdem die Panik abgeklungen ist, machen Sie in der Situation – wie z. B. beim Einkaufen – weiter wie vorher und seien Sie stolz auf sich, dass Sie gerade eine Panikattacke abschalten konnten.

In jedem Fall sollten Sie den ersten Erfolg einer selbst gestoppten Panikattacke gebührend feiern. Denn danach ist nichts mehr so, wie es war. Sie werden danach erstens weniger oft Panikattacken bekommen und zweitens definitiv weniger Respekt davor haben. Machen Sie sich selbst zusätzlich diese Leitsätze zu eigen und sagen Sie sich diese Sätze wie ein Mantra immer und immer wieder auf, sobald Sie eine Panikattacke kommen spüren:

»Alles ist ein ganz normaler körperlicher Vorgang, nur eben harmlos übertrieben.«

»Panikattacken sind vollkommen ungefährlich, es wird nichts geschehen.«

»Die Panikattacke ist die normale Reaktion auf unbewusste Angst, die gerade in meinem Kopf stattfindet. Die Angst bemerke ich nicht, weil sie mir eben nicht bewusst wird.«

»Ich werde meinen Kopf jetzt mit anderen Dingen füttern und werde sehen, dass die Panikattacke vergeht.«

Einen interessanten Hinweis, wie Panikattacken zu stoppen seien, bekam ich jüngst von einer Patientin, eigentlich einer Borderline-

Betroffenen, die jedoch auch an einer ausgeprägten Panikstörung leidet. Sie entdeckte, dass die sogenannten »Skills«, die sie bereits im Rahmen ihrer Borderline-Therapie eingeübt hatte, ganz wunderbar gegen aufkommende Panikattacken halfen.
Als »Skills« bezeichnet man in diesem Fall Maßnahmen, die geeignet sind, eine eskalierende emotionale Situation im eigenen Gehirn zum Stillstand zu bringen.
Bei Borderlinern (Menschen, die an einer Persönlichkeitsstörung leiden), bedeutet das:
In dem Moment, wo ein Ausflippen scheinbar unwiderruflich bevorsteht, sorgt ein selbst gesetzter Reiz für eine intensive Überlagerung der aufsteigenden Wut im Gehirn. Das kann ein Eiswürfel sein, den man sich ins Hemd steckt, oder eine Chilischote, die man zerkaut. Auch das schmerzhafte Schnippen mit einem um das Handgelenk geschlungenen Gummiband ist inzwischen ein Klassiker im Skillstraining. Mit all diesen Maßnahmen wird die dramatische Hochspannungsphase eines affektiven Staus überwunden. Der Betroffene schafft es nach einem erfolgreichen Skillstraining, seine aufkommenden Gefühle in den meisten Fällen gut zu kontrollieren. Als Erfolg versprechende Skills haben sich unter anderem folgende erwiesen:

Gummiband um das Handgelenk wickeln und damit schnipsen.

Kaltes Wasser auf Hände, Arme und Kopf.

Einen Stein in den Schuh stecken und damit umherlaufen.

Ätherische Öle riechen oder tropfenweise auf die Zunge geben.

Diese Liste ließe sich sicherlich unbegrenzt erweitern. Ziel ist es, einen starken Impuls zu setzen, der die aufsteigende negative Spannung unterbricht, indem er sie überlagert.

Versuchen Sie es vielleicht einmal mit einer getrockneten Chillischote oder einem Eiswürfel im Hemd. Wahrscheinlich werden Sie eine aufkommende Panikattacke damit stoppen können. Denn unser Gehirn leitet Schmerzen oder auch schmerzähnliche Reize, wie z. B. einen solchen Reiz von »scharf« oder »kalt«, mit Priorität weiter. Das bedeutet, dass alle anderen Gedankengänge zunächst abgeschaltet werden.

Nehmen Sie der Angst den Stellenwert

Wenn sich in der kommenden Zeit trotz Ihrer vielfältigen Arbeit daran und trotz Ihres sportlichen Engagements doch einmal eine Panikattacke aufkommt und Sie sie auch nicht »wegdenken« können, bleiben Sie gelassen. Sagen Sie der Angst ab sofort »Leck mich …«. Stellen Sie sich Ihren Angstgefühlen. Lassen Sie die Panik notfalls einfach einmal kommen. Es wird Ihnen nichts geschehen. Alle Symptome, welche Sie dann spüren, sind absolut harmlos und gehören zum normalen physiologischen Geschehen des Körpers dazu. Weder Ihr Pulsschlag noch Ihr Blutdruck erreichen »gefährliche« Werte, noch werden Sie von dem aufkommenden Schwankschwindel umfallen. Auch das Gefühl, wie in Watte eingepackt zu sein, wird sofort wieder vergehen, wenn Sie an etwas anderes denken. Die meisten der bei Panikattacken erlebten Symptome erleben wir einzeln im Verlaufe eines einzigen Tages auch in ganz harmloser Art und Weise. Nämlich dann, wenn wir müde sind, gestresst sind, außer Atem sind … Nichts davon wird Ihnen etwas anhaben. Sobald Sie sich dieses Denken zu eigen machen, wird der Spuk verschwinden. Ich wage zu sagen, dass mindestens die Hälfte aller Menschen einmal in ihrem Leben eine Panikattacke hatten oder haben werden. Es ist nichts Besonderes. Geben Sie der Angst ab sofort nicht mehr den Stellenwert, den Sie ihr bislang gegeben haben. Es ist nicht »IHRE ANGST«. Suchen Sie sich etwas Positives, das »IHNEN« ist. Überprüfen Sie Ihre Lebensziele, beginnen Sie zu leben, werden Sie glücklich. Es ist wichtig, einen Rahmen für das eigene Leben zu finden. Nehmen Sie ab sofort Abschied von all den utopischen Vorstellungen, die sich in Sätzen ausdrücken wie:

»Wenn die Angst erst einmal weg ist, dann ...«

»Wenn ich nicht diese Angst hätte, würde ich ...«

»Ich kann nicht wegen der Panikattacken ...«

»Wenn ich erst einmal gesund bin ...«

All diese extrojektiven und introjektiven Utopien bringen Sie keinen Schritt weiter.

Machen Sie mit mir einmal eine kleine Denkübung:

Stellen Sie sich vor, dass Ihr Problem – also die Angststörung – über Nacht wie von Zauberhand geheilt wäre. Woran oder wodurch würden die Menschen in Ihrem Umfeld dies an Ihnen bemerken?

Stoppen Sie bitte hier das Lesen! Nehmen Sie sich einen kleinen Zettel und schreiben Sie sich einige spontane Antworten auf. Bitte nicht weiterlesen, bevor Sie die Antworten gegeben haben!

Wie lauten Ihre Antworten?

Vielleicht werden Sie jetzt sagen:

»Ich unternehme wieder mehr.«
»Ich bin fröhlicher.«
»Ich habe mehr Zukunftspläne.«
»Ich freue mich mehr.«
»Habe mehr Lust auf Sex oder Partnerschaft.«
»Ich würde verreisen ...«

Usw. …

Warum diese Frage?

Alle Angstpatienten, die in eine Therapie kommen, benennen als Erstes ihr Problem oder irgendein Problem. Das bedeutet, sie befinden sich im Zustand einer Problemorientierung. Normalerweise wird der Therapeut dann die Beschwerden oder das geschilderte Problem mehr oder weniger genau untersuchen und sich darauf fokussieren. Mein Ansatz ist lösungsorientiert. Ich gehe sehr schnell weg vom Problem hin zu einer Lösung, die sich dergestalt anbahnt, dass ich die problemfreie Zeit des Patienten herausarbeite. Wann hat er das Problem nicht, wann geht es ihm gut? Wie fühlt er sich in der beschwerdefreien Zeit? Ganz gleich wie oft der Patient das Gespräch auf »sein Problem« lenkt, ich lenke ihn immer wieder auf die beschwerdefreie Zeit.
Sehr häufig stelle ich dann auch die sogenannte »Wunderfrage« (Steve de Shazer, Family Brief Therapy Center, Milwaukee 1988), die ich Ihnen eben auch gestellt habe.
Die »Wunderfrage« ist eine Methode der Kurzzeittherapie, bei der es darum geht, aus dem Problemzustand herauszukommen und einen Zielzustand zu erleben. Mit Blick auf diesen Zielzustand können mögliche Lösungen erarbeitet werden. Nach Steve de Shazer ist die Antwort auf diese Wunderfrage bereits die Lösung für das Problem selbst.
Shazer war einer der erfolgreichsten amerikanischen Psychotherapeuten.

Nehmen Sie nun all Ihre Antworten, die Sie sich vorhin gegeben haben, und betrachten Sie diese nicht nur als wünschenswerten Zielzustand, sondern als Strategie, das Problem gegen die Lösung auszutauschen.
Die Lösung mit den oben aufgeführten Beispielantworten würde lauten:

Unternehmen Sie wieder mehr!
Seien Sie fröhlicher.
Schmieden Sie Zukunftspläne.
Lassen Sie sich mehr auf Sex und Partnerschaft ein.
Verreisen Sie mehr.
Usw.
Beginnen Sie ab sofort damit, aktiver zu sein und all die Dinge zu tun, die Sie so gerne tun würden, wenn die Angststörung nicht da wäre.

Gesundheit

Verabschieden Sie sich sofort von den krankheitsbesetzten Gedanken und beginnen Sie mit einem besseren Gesundheitsverhalten. Stellen Sie sich die Fragen, die hinter den unbewussten Ängsten stehen. Warum haben Sie Angst vor Krankheit und Tod? Was bringen Sie damit in Verbindung? Den Tod oder eine schwere Krankheit eines Familienangehörigen? Ich hatte Ihnen ja bereits viel weiter vorn im Buch erklärt, dass meist ein solches erlittenes Trauma im familiären Umfeld für diese unbewussten Ängste sorgt. Wenn Sie ein solches Trauma erlitten haben, dann bearbeiten Sie es mehrfach mit den im Buch beschriebenen Methoden.
Dass Ihr Unterbewusstsein aber derartig stark reagiert, ist auch ein Zeichen einer gewissen Sensibilität für die Themen Krankheit und Tod. Beginnen Sie sofort damit, sich mehr mit Gesundheitsthemen zu beschäftigen. Um den Sport, den ich Ihnen hier bereits »verordnet« habe, kommen Sie sowieso nicht herum. Sie müssen! Selbst wenn Sie 76 sind und ein Knieproblem haben, findet sich eine geeignete Sportart für Sie, wie z. B. Schwimmen.
Stellen Sie sich einen besseren Ernährungsplan auf mit vitaminreicher und eiweißreicher Nahrung. Schreiben Sie sich alle sportlichen Erfolge auf und schauen Sie sich doch einmal den Sport im

Fernsehen an, den Sie gerade begonnen haben auszuüben. Seien Sie Visionär und träumen Sie bereits davon, in einem Club, einer Gruppe oder einem Sportverein gemeinsam Freude zu empfinden. Sportclub statt Selbsthilfegruppe! Vertrauen Sie meiner Erfahrung mit mehr als tausend Angstbetroffenen. Die allermeisten davon erfreuen sich wieder eines wundervollen Lebens, ganz frei von Panikattacken. Geben Sie sich den positiven Dingen hin, und die negativen Dinge werden nach und nach blasser, bis sie verschwinden.

Sigmund Freud, der sich zeitlebens überwiegend mit Neurosen beschäftigte (Angst ist ja auch eine Neurose), meinte, man müsse mehr von den lustbetonten Dingen tun. Sein Bild von Neurosen war es, dass der Betreffende von einem falschen Antrieb beherrscht werde, der dunklen Seite der Seele. Um sich davon zu befreien, müsse der Betreffende mehr Dinge tun, die lustvoll und lustbesetzt seien. Etwas anderes rate ich Ihnen auch nicht. Entwickeln Sie Lust. Lust auf Bewegung, Lust auf Gesundheit, auf Sexualität, gesundes Essen, Reisen … Beginnen Sie damit, Ihr Leben neu zu entwerfen. Es ist sehr wichtig, dass Sie das Buch »Das Angst-Schema« entweder bereits gelesen haben oder sich noch kaufen, ausleihen … Darin habe ich all die Dinge, die ich hier in diesem Buch nicht mehr angeschnitten habe, wie z. B. die körperlichen Zusammenhänge von Angst, ganz ausführlich beschrieben. Auch finden Sie im »Angst-Schema« die Anleitungen für weitere Entspannungsverfahren und noch andere Strategien, sich von Panikattacken zu befreien. Auch habe ich dort die Technik der Reizkonfrontation ausführlich beschrieben.
Lesen Sie noch mehr Gesundheitsliteratur, Ratgeber über ein glückliches und zufriedeneres Leben, Anleitungen zum Glücklichsein usw. Es ist wichtig, dass Sie sich jeden Tag motivieren. Sie müssen nicht so griesgrämig sein wie etwa 30 Millionen unserer Landsleute. Es ist Ihnen erlaubt, lustig, fröhlich und voller Lebensfreude zu sein. Beginnen Sie, positive Denkmuster zu entwickeln. Lassen Sie ab sofort die Todesanzeigen in der Zeitung

ungelesen. Lassen Sie am besten Ihre Tageszeitung ungelesen. Die Anzahl der negativen Nachrichten steht in krassem Gegensatz zu derjenigen der positiven Nachrichten. Sie werden im Lokalteil Ihrer Zeitung sowieso nur von Unfällen, Überfällen, Intrigen und ähnlich Unangenehmem lesen. Oder haben Sie in der Zeitung schon einmal einen Aufmacher auf der Titelseite gelesen, in dem stand, dass es gerade keinen Verkehrsunfall gab? Das Negative, Schreckliche, Spektakuläre bringt den Medien Quote. Suchen Sie sich ab sofort die positiven Dinge in Ihrem Leben heraus. Sie selbst dürfen Ihr Informationsangebot bestimmen. Beschäftigen Sie sich mit lustigen Dingen, einem neuen Hobby vielleicht.

Sie werden feststellen, dass die Zeit, die Sie mit neuen und schönen Dingen verbringen, Ihnen für Panikattacken fehlt. Nehmen Sie der Angst einfach die Aufmerksamkeit nach und nach weg. Irgendwann werden Sie erstaunt bemerken, dass Sie den ganzen Tag über schon gar nicht mehr an Angst denken mussten. Dann sind Sie schon fast »über den Berg«.

Nicht an Angst denken

Nicht so einfach, an etwas »nicht« zu denken. Denken Sie einmal nicht an einen rosa Elefanten … Den Spruch kennen Sie sicher auch. Klar denkt jeder an einen rosaroten Elefanten. Das Gehirn versteht eben die Negation nicht. Nicht an ein saftiges Brathähnchen zu denken, lässt uns trotzdem das Wasser im Mund zusammenlaufen. Eine Struktur unseres Gehirns, der Hypothalamus, nimmt all unsere Wahrnehmungen auf und leitet sie weiter. Ihm ist es unmöglich, echt oder fiktiv auseinanderzuhalten. Deshalb finden wir beim Schauen eines spannenden Kino- oder Fernsehfilmes auch so oft Parallelen zu unserem eigenen Leben, müssen plötzlich an uns oder Andere oder Dinge aus unserem Leben denken. Alle äußere oder innere Wahrnehmung ruft stets einen Abgleich mit Erlebtem oder Erlerntem hervor. Das bedeutet, bereits ein flüchtiger Gedanke, in welchem das Wort Angst vorkommt, kann die diffusen Ängste hervorrufen, die Sie bei der letzten Panikattacke erlebten. Was können wir also tun, um eben »nicht« an Angst zu denken?

Denken Sie an Sicherheit, an großartige Ziele, die Sie haben, an tolle positive Erinnerungen. Lenken Sie sich mit kleinen Denksportübungen ab und atmen Sie ganz bewusst, indem Sie etwa dreimal so lange ausatmen, wie Sie einatmen. Alles ist legitim, eine Panikattacke zu verhindern. Je öfter Sie es selbst schaffen, eine aufkommende Panikattacke zu stoppen oder bereits vorher zu verhindern, desto tiefer prägt sich die Gewissheit ein, dass die Angst harmlos ist.
Sie verlernen gewissermaßen die Angst. Wenn trotz allem die Situation eskalieren sollte und Sie bemerken, dass die Panikattacke trotz aller Ablenkungsversuche aufkommt, dann verschlimmern Sie die Angst nicht durch Angst verstärkende Gedanken. Sie waren mehr als einmal beim Arzt und Ihre Werte sind o.k., es kann nichts Ernstes sein. Wenden Sie das scheinbar Negative noch ins Positive. Gehen Sie aus der Problemorientierung in eine Lösungsorientierung: Nehmen Sie die Chance der aufkommenden Panikattacke als Gelegenheit, all die hier im Buch erlernten Strategien einfach auszuprobieren. Es wird ein wunderbares Erfolgsgefühl in Ihnen sein, wenn Sie es zum ersten Mal schaffen, eine Panikattacke selbst zu stoppen.

Chemische Ursachen für Angststörung erkennen und ausschalten

In meiner Praxis hatte ich in den letzten Jahren einige Patientinnen, deren Panikattacken recht therapieresistent waren. Ich fragte mich: Wie kann das gehen, dass bei einigen dieser Frauen die Therapie so gut wie nie dauerhaft erfolgreich war?

Ich evaluierte diese Fälle mehrmals und ging später dazu über, selbst das Essverhalten, Trinkverhalten und weitere Gewohnheiten dieser Patientinnen zu erfragen. Bis es plötzlich klick machte … Fast jede dieser weitgehend therapieresistenten Patientinnen hatte eine Hormonspirale. Eben jenes vom Frauenarzt eingesetzte Teil, das nach und nach Hormone abgeben soll. Allzu gerne würde ich den Namen dieser Hormonspirale hier nennen, aber ich befürchte, dass der Pharmahersteller mich dann auf Schadenersatz verklagen wird …
Ich fragte dann beim Ärzteberatungsdienst dieses Pharmaherstellers nach, ob er jemals ein Feedback über psychische Nebenwirkungen wie z. B. Angst, Panik, Depressionen aus den Reihen der Konsumentinnen oder ihrer Ärzte erhalten habe. Man sagte mir dreist, das habe man noch nie gehört. Ich wies den Pharmahersteller dann darauf hin, dass das Internet voll von Berichten sei, die zwischen seiner Hormonspirale und eben jenen Nebenwirkungen einen Zusammenhang herstellen. Aber auch das brachte nicht mehr als ein müdes Schulterzucken hervor.
Ich überlasse es Ihnen selbst, einmal die Worte »Hormonspirale + Panikattacken« zu googeln.
Ganz im Ernst: Sollten Sie eine derartige Hormonspirale haben, lassen Sie diese bitte herausholen und verhüten Sie auf eine andere Art und Weise. Wahrscheinlich werden zumindest bei den Hormonspiralen-Trägerinnen dann die psychischen Probleme ohne jede weitere Therapie verschwinden, wenn sie sich noch nicht allzu sehr chronifiziert haben. Das gilt natürlich für mehrere verschiedene Hormonspiralen.
Neuerdings frage ich bei der Anamnese alle neuen Patientinnen danach und stelle verblüfft fest, was ich damit auslöse. Jüngst hatte ich eine 18-jährige Patientin mit neu aufgetretener depressiver Symptomatik, ständigem Weinen und Panikattacken. Sie bejahte die Frage nach einer Hormonspirale. Ich riet ihr dazu, diese zu entfernen. Zwei Wochen später kam die Patientin freudestrahlend zurück in die Praxis, alle Symptome waren vollständig verschwunden.

Es wäre müßig, darüber zu philosophieren, warum Pharmahersteller dies in Kauf nehmen, aber Geld verdirbt anscheinend vollständig den Charakter und das Verantwortungsgefühl.

Natürlich lösen auch andere Medikamente Angst und Panik aus, so weist z. B. die Internetseite »sanego.de« Angstzustände als Nebenwirkung von z. B. folgenden Medikamenten aus:

Avalox

MCP

Clarithromycin

Metoprolol

Valette

Tavanic

Elontril

Ciprofloxacin

Bisoprolol

Nuva Ring

L-Thyroxin

Paroxetin

Citalopram

Ramipril

Cipralex

Fluoxetin

Mirtazapin

Trevilor

Cymbalta

Und diese Liste erhebt beileibe keinen Anspruch auf Vollständigkeit.
Prüfen Sie die Medikamente, welche Sie ständig einnehmen, durch eine einfache Recherche im Internet. Eventuell finden Sie dort Erfahrungsberichte.
Versuchen Sie Medikamente, welche im Verdacht stehen, psychogene Nebenwirkungen zu haben, abzusetzen oder gegen andere, ähnlich wirkende Präparate auszutauschen.

Noch mehr Tipps gegen Panikattacken

Wie bei allen anderen Neurosen (Zwängen, Depressionen, Ängsten ...), kommt es unter dem Einfluss der vielfältigen Alltagsstressoren immer dann zu einer Dekompensation, wenn einem buchstäblich alles über den Kopf wächst.
Stress oder Ärger in der Familie, Stress und Unzufriedenheit am Arbeitsplatz sowie Streit innerhalb der sozialen Bezugssysteme führt regelmäßig zur Verschlimmerung einer Angststörung.
Unter starker Anspannung werden die Panikattacken zumeist häufiger oder weniger kontrollierbar. Neben der allgemeinen Unzufriedenheit kommt es in solchen Situationen allzu häufig auch zu starken Emotionen mit dem Freiwerden der entsprechenden Neurotransmitter im Gehirn. Stresshormone sorgen ihrerseits wieder für körperliche Wahrnehmungen, die ohne Weiteres eine Panikattacke zur Folge haben können.
Aus der Erfahrung mit sehr vielen Angstpatienten weiß ich, dass in stressigen Lebensphasen Panikattacken häufiger und stärker auftreten. Für Sie als betroffenen Menschen bedeutet dies, alle emotionalen Aufregungen, allen Stress weitgehend auszuschließen. Sie benötigen ein gutes Stressmanagement, gute Problemlösungsstrategien. Hierzu gebe ich Ihnen einfach als kleine Hausaufgabe auf, sich entsprechende Literatur zu besorgen oder im Internet ein paar Tipps zur Verringerung des Alltagsstresses zu

suchen. Kurz gesagt, wenden Sie sich den positiven Dingen des Alltags zu. Versuchen Sie die Dinge zu genießen, sich wieder zu freuen. Mehr dazu finden Sie in meinem anderen Angstbuch, »Das Angst-Schema«, welches ich Ihnen dringend als Lösungsansatz für Ihre Panikstörung empfehle. Darin habe ich auch einige Entspannungstechniken beschrieben, die Sie ganz leicht erlernen und praktizieren können.
Da Sie an Ihrer Angst und den Panikattacken ja wie gesagt definitiv nicht sterben werden, sollten Sie sich ab sofort mehr und mehr dem Leben zuwenden. Positive Lebensgestaltung, Wellness, Lebensfreude, Sinnlichkeit und Genuss sollten auf Ihrem Alltagsplan stehen. Dazu natürlich auch eine gesunde Lebensweise, die bereits ihrerseits für ein gutes Selbstbewusstsein und eine bessere emotionale Stabilität sorgt. Wie ich auch an früherer Stelle in diesem Buch empfohlen habe, natürlich auch Sport, Sport, Sport! Sport ist der beste Therapeut.

Versuchen Sie auch während und nach einer eventuellen Panikattacke weniger Stress zu empfinden. Rechnen Sie nicht gleich wieder mit dem Schlimmsten. Konzentrieren Sie sich beim Empfinden der unangenehmen Situation nicht auf Tod und Sterben, sondern aufs Leben. Nehmen Sie die Panikattacke eben auch als Zeichen des Lebendigen an. Sie leben, spüren Ihren Körper. Solange Sie etwas spüren, werden Sie leben. Beschäftigen Sie sich nicht mehr mit dem Gedanken an Tod und Krankheit. Weder ich noch irgendein anderer Autor, nicht einmal ein Prophet kann Ihnen den Tod ersparen. Alles ist vergänglich und alles ist im Fluss. Der griechische Denker Heraklit bezeichnete es in seinem Aphorismus »Panta rei« so:

»Wer in denselben Fluss steigt, dem fließt anderes und wieder anderes Wasser zu. Wir steigen in denselben Fluss und doch nicht in denselben, wir sind es und wir sind es nicht.«

»Man kann nicht zweimal in denselben Fluss steigen.«

Das bedeutet in unsere schnöde Alltagsprosa übersetzt: Genießen Sie jeden Augenblick, denn keiner davon kommt zurück.

Beschäftigen Sie sich mit dem Gedanken an Ihre eigene Vergänglichkeit, aber nicht immer! Denken Sie doch einmal darüber nach, was wäre, wenn Sie nicht mehr da wären? Was fällt Ihnen ein, was Sie dann versäumt hätten? Lernen Sie herauszufinden, was für Sie wichtig wäre in diesem Leben hier auf Erden zu tun, zu hinterlassen oder sich selbst Gutes zu tun. Sie haben das Recht, Ihre eigene Philosophie zu entwickeln und zu finden. Tun Sie all diese Dinge nach und nach. Sie werden sehen, dass der Gedanke an den Verlust des eigenen Lebens mit zunehmendem Alter immer weiter in den Hintergrund tritt.
Lernen Sie, Ihre eigene Mischung von Aktivität und Passivität fürs Leben herauszufinden. Nimmt man die Vergänglichkeit des Lebens als Lebensmotto, dann wird auch sehr schnell klar, dass wir uns über all die kleinen Dinge des Alltags nicht mehr so sehr aufregen müssen und gelassener werden können. Suchen Sie in all Ihrem Handeln einen Sinn. Konzentrieren Sie sich auf das Wesentliche in Ihrem Leben.
Sprechen Sie zukünftig Ihre Gefühle besser aus, lassen Sie andere Menschen über Ihre Gefühle oder Ihre Meinung nicht im Unklaren. Seien Sie öfter ehrlich zu sich und anderen.
Lernen Sie eine bessere Selbstbehauptung und grenzen Sie sich auch einmal von anderen Menschen ab. Vertreten Sie Ihre Meinung, seien Sie offen und ehrlich, auch auf die Gefahr hin, einem anderen Menschen nicht zu gefallen.
Sie sollten sich so weit verändern, bis Sie ein gutes Selbstgefühl verspüren, sich gefallen, sich in sich wohlfühlen, sich über Ihre Handlungen, Einstellungen und Prinzipien freuen können.
Seien Sie ehrlich zu sich selbst. Sie müssen etwas tun, sich verändern, damit Ihre Angst Sie verlässt. Suchen Sie keine Ausreden. Sie brauchen neue Lebensmuster, neue Verhaltensmuster. Ihr Leben muss sich ändern.

Lernen Sie auch daran zu glauben, dass Angst und Panikattacken nicht so therapieresistent sind, wie man Sie in aller Literatur glauben machen will. Viele Schwätzer, Pseudoexperten, Ärzte, welche nichts von Neurosen verstehen, Internetlaien, Halbwahrheiten usw. führen dazu, dass Angststörungen nach wie vor falsch behandelt werden und nicht zum Stillstand kommen.

Ein wichtiger Satz für Sie: Ich habe in den letzten etwa 10 Jahren nahezu keinen einzigen Angstpatienten gesehen, dessen Angststörung ich nicht zum Stillstand gebracht hätte. Ja, so reißerisch es klingen mag: Es stimmt. Mit dem richtigen Ansatz gehören Panikattacken in zwei oder drei Wochen der Vergangenheit an. Unzählige Menschen haben mich in den letzten Jahren mit Panikattacken aufgesucht, darunter Prominente, Schauspieler, Politiker – alle waren überrascht, wie einfach man eine solch imponierende Erkrankung in den Griff bekommen kann. Für Sie als Leser soll das einfach nur bedeuten, dass es sich bei einer Angststörung nicht um etwas Schlimmes handelt. Ich behaupte immer noch, dass eine Angststörung relativ nahe am normalen menschlichen Verhalten liegt und wenig mit einer ernsten Erkrankung zu tun hat. Es passiert Ihnen nichts dabei! Nicht die Panikattacke macht die Symptome, nur Sie selbst mit ihrer Bewertung machen diese Symptome.
Die Bewertung dieser Symptome geschieht meist unbewusst, das ist das Komplizierte daran. Ihr Gehirn lernt diese beeindruckenden plötzlichen Gefühle, die Ihr vegetatives Nervensystem verursacht, als gefährlich und vernichtend. Diese Art von Gefühl wird dann mit Tod, Vernichtung, Krankheit assoziiert und auch so abgespeichert. Diese Bewertung und Speicherung erfolgt bereits bei der allerersten Panikattacke. Zu dem Zeitpunkt wussten Sie natürlich noch nicht, dass es sich nicht um einen Herzinfarkt handelt. Entsprechend traf dieses Gefühl Sie wie ein Blitz aus heiterem Himmel. Nun wissen Sie zwar, dass Panikattacken harmlos sind, erleben aber trotzdem in Ihrem Kopf diese bedrohliche Bewertung der Symptome. Das hängt eben damit

zusammen, dass Sie Ihr Unterbewusstsein nicht so einfach modifizieren können. Sie müssen gewissermaßen bewusst »darüberlernen«, das bereits Erlernte gewissermaßen überschreiben. Sagen Sie sich bei jeder Panikattacke: »Nein, nicht schon wieder, ich habe keine Angst davor. Ich werde das ganz locker überstehen, es interessiert mich nicht einmal ...« Ist die Panikattacke vorbei, dann gehen Sie wieder in einen Dialog mit sich. Sagen Sie sich selbst, notfalls laut, dass nichts, aber auch gar nichts passiert ist und auch zukünftig nichts passieren wird. Schreiben Sie sich im Laufe der Zeit ein Notizbuch mit allerlei Wissen über Panikattacken und Ängste. Darin können Sie eben jene Schlüsselsätze verewigen, die so eminent wichtig sind, wie z. B.:

An Panikattacken kann man nicht sterben.
Ich werde keinen Herzinfarkt bekommen.
Ich werde immer genug Luft bekommen.
Ich kann von Panikattacken nicht umfallen.
Alle Symptome, die ich spüre, sind in Wirklichkeit viel geringer.
Herzrhythmus, Herzschlag und Blutdruck sind normal und nur durch Aufregung ganz leicht erhöht.

Setzen Sie zusätzliche Sinnesanker. Beispielsweise können Sie sich ein Fläschchen mit Lavendelöl nehmen, während Sie dieses motivierende Buch hier lesen. Verbinden Sie den Geruch dieses Lavendelöls mit dem Gedanken an Sicherheit, Gesundheit, Lebenskraft. Riechen Sie während des Lesens immer wieder an diesem Fläschchen und geben Sie sich entsprechende positive Suggestionen. Sobald Sie eine Panikattacke verspüren, nehmen Sie das Lavendelöl und riechen daran. Diese olfaktorische Wahrnehmung wird die im Gehirn angelegte Verknüpfung in Ihr Bewusstsein bringen und dafür sorgen, dass Ihnen positive Gedanken zum Umgang mit Panik in den Sinn kommen.

Weitere erfolgreiche Tipps gegen Panikattacken sind auch in meinem Buch »Das Angst-Schema« zu finden.
Sie können weitere körperliche Sofortmaßnahmen gegen Panikattacken einleiten. Kühlen Sie Gesicht und Unterarme mit kaltem Wasser.
Atmen Sie dreimal länger aus, als Sie einatmen.
Lösen Sie komplizierte Rechenaufgaben im Kopf.

Sie werden sehen, dass Sie in kürzester Zeit Ihre Panikattacken überwinden. Sie werden das daran bemerken, dass diese Anfälle seltener werden oder nicht mehr so lange andauern. Tritt dann wirklich mal eine sporadische Panikattacke auf, dann verläuft diese mild und vergeht in Sekunden bis wenigen Minuten. Der Wandel zieht sich vermutlich über mehrere Wochen oder gar Monate hin, aber Sie werden es mit einem guten Selbstmanagement in den Griff bekommen.

Intensiv-Coaching gegen Angst

In meiner Praxis in Luxembourg-Wasserbillig, nur einen Kilometer von der deutschen Grenze entfernt, biete ich Ihnen ein halbtägiges Einzel-Intensiv-Coaching gegen Angst an. Hierbei kommen verschiedene körperorientierte Verfahren wie z. B. EMDR und Hypnose zur Anwendung. Erlittene Traumen werden aufgelöst und positive und lebensbejahende Suggestionen verankert. Oft reicht eines dieser Halbtages-Seminare aus, um Panikattacken komplett zum Stillstand zu bringen. Patienten aus den unterschiedlichsten Ländern haben mich in den letzten Jahren zu einer solchen kompakten Behandlung aufgesucht.

Terminvereinbarung bitte per E-Mail unter **psy@psychothera.com**.

Medizinische Beratungen oder Auskünfte kann ich natürlich per E-Mail nicht geben. Bitte sehen Sie von Fallschilderungen und medizinischen Fragestellungen in Ihrer Mail ab.